传统医药非物质文化遗产传承创新
教材系列

黄氏小儿推拿

● 丛书主编　柳明伟

● 本册主编　黄　纬
　　　　　　梁振新

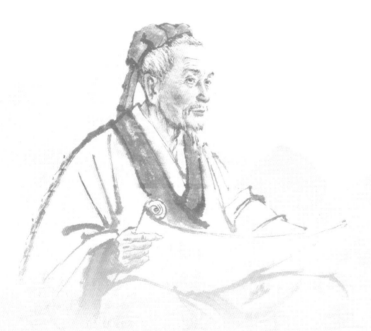

郑州大学出版社

图书在版编目(CIP)数据

黄氏小儿推拿 / 黄纬,梁振新主编. -- 郑州:郑州大学出版社,2025. 2. --(传统医药非物质文化遗产传承创新丛书). -- ISBN 978-7-5773-1014-5

Ⅰ. R244.15

中国国家版本馆 CIP 数据核字第 2025QV6125 号

黄氏小儿推拿

HUANGSHI XIAOER TUINA

策划编辑	李龙传	封面设计	曾耀东
责任编辑	吕笑娟	版式设计	曾耀东
责任校对	刘 莉	责任监制	朱亚君

出版发行	郑州大学出版社	地 址	河南省郑州市高新技术开发区
出 版 人	卢纪富		长椿路 11 号(450001)
经 销	全国新华书店	网 址	http://www.zzup.cn
印 刷	河南印之星印务有限公司	发行电话	0371-66966070
开 本	787 mm×1 092 mm 1 / 16		
印 张	11.5	字 数	261 千字
版 次	2025 年 2 月第 1 版	印 次	2025 年 2 月第 1 次印刷

书 号	ISBN 978-7-5773-1014-5	定 价	49.00 元

本书如有印装质量问题,请与本社联系调换。

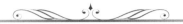

《黄氏小儿推拿》课题组

主　编　黄　纬　梁振新

副主编　包京霖　白　洋　邢　舸

编　委（按姓氏笔画排序）

　　　　王　冰　王秋杰　李安祥

　　　　杨得光　张小会　赵丽娜

　　　　厚纪东　姬亚飞

出版说明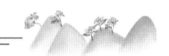

　　传统医药是中国优秀传统文化的重要载体，承载着悠久的历史与深厚的文化底蕴，在促进文明互鉴、维护人民健康等方面发挥着重要作用。习近平总书记指出："中医药是中华民族的瑰宝，一定要保护好、发掘好、发展好、传承好。"传统医药非物质文化遗产更是这一伟大宝库中的璀璨明珠。

　　南阳医学高等专科学校立足仲景故里，以传承和弘扬传统医药文化为己任，在全国高校率先建成传统医药非物质文化遗产传承创新中心。秉承"散是满天星 聚是一团火"的理念，发掘培育一批具有仲景特色的针法灸法、经筋推拿等传统医药非遗项目。发挥高等教育师生传承人培养优势，开启"非遗校园五进"（进学校、进专业、进课堂、进教材、进实训）特色育人模式，把以师承教育为主的传统传承模式与高等教育创新传承模式相结合，实现优势互补；发挥高等教育学术研究优势，不断丰富完善非遗技艺理论体系；发挥医学高等教育附属医院临床实践优势，丰富临床案例，总结经验规律，实现活态化传承。

　　该丛书编纂以弘扬中医药文化，传承非遗经典为主旨，是传统医药非物质文化遗产传承创新中心的又一重要成果。在编纂委员会的领导下，每一个非遗项目均组建了一支由校内外专家学者组成的高水平编纂团队，制订了详细的出版计划，第一期出版主要以教材为主。编纂过程中，始终坚持高标准、严要求，深入挖掘非遗项目的文化精髓和历史脉络，确保内容的全面性和准确性，为进一步推动传统医药非遗技术的传承与创新，服务人民健康，促进中医药传统文化在新时代繁荣发展和职教出海做出积极努力。

柳明伟

2024 年 12 月

序

  受黄纬和梁振新之邀，为他们主编的《黄氏小儿推拿》一书撰写序言，我深感荣幸。作为他们的导师，我见证了这两位学生在学术道路上的成长与蜕变。他们勤奋好学，勇于探索，求真务实，这种精神让我倍感欣慰。

  黄纬同学学有渊源，其母黄建生女士是一位令人尊敬的小儿推拿医生，一生致力于小儿疑难杂症的治疗，积累了宝贵的经验，在辈出名医的南阳享有盛誉。黄纬继承家族的精湛技艺，且能在传承中不断创新，他与梁振新齐心协力，主编《黄氏小儿推拿》一书，对家族百年传承的学术思想和临床经验进行系统总结，以使这一医学瑰宝发扬光大并造福于众人。

  书中详尽阐述了黄氏小儿推拿的学术思想、治疗理念及核心技术，同时体现了作者在临床实践中的宝贵经验。该书以传统温阳派中医儿科的"固护元阳"学术思想为根基，秉承"温阳扶正"的核心理念，系统地介绍了黄氏小儿推拿流派在临床上如何将多种推拿技术与膏摩、食疗、灸疗等中医纯绿色疗法相结合，全方位地展示了黄氏小儿推拿流派在调治小儿病症方面的独特优势。

  特别值得一提的是，该流派在筋结推拿方面的独特应用，是其与其他小儿推拿流派的重要区别。书中对筋结形成的机制进行了深入剖析，并阐述了通过手法拨揉、膏摩、温灸、食疗等综合手段，由外及内全面充实患儿阳气，从而达到调理疾病、促进身体修复、增强体质的目的。这一理念不仅贯彻了中医"治未病"的预防思想，也突显了黄氏小儿推拿在小儿养生保健方面的独特之处。

  作为导师，我深知黄纬和梁振新在学术道路上所付出的艰辛与努力。他们对中医事业的热爱、对黄氏推拿传承事业的责任感以及对患者的深切关怀都让我深感骄傲。我相信，《黄氏小儿推拿》一书的出版将为中医推拿界注入新的活力，为更多的患儿带去希望。同时，也期待两位学生在未来的日子里继续秉承中医精神，不断探索与创新，为黄氏小儿推拿的传承与发展贡献更多的力量。

王华兰（原河南中医药大学推拿学科带头人）

二〇二四年八月八日

前　言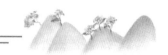

　　随着现代生活环境的变换和饮食结构的改变,小儿综合体质逐年下降,小儿疾病的发生率逐年上升,且病情呈现复杂多变的特点。虽然传统的小儿药物治疗在一定程度上能够缓解症状,但往往伴随副作用,且不能显著改善小儿体质,让许多家长忧心忡忡。中医儿科作为中医学的瑰宝,源远流长,博大精深,其中小儿推拿更是以其独特的治疗理念和显著的临床效果在儿科领域中熠熠生辉。小儿推拿不仅融合了中医的精髓,更在千百年的传承与创新中,形成了独具特色的治疗保健体系。小儿推拿作为一种绿色治疗方法,以其安全、有效、无副作用的特点,逐渐受到了广大家长的青睐。然而,目前除了黄氏小儿推拿流派,没有其他小儿推拿流派如此明确地围绕"呵护小儿纯阳之体,增强小儿健康体质"这一核心理念,系统指导应用小儿推拿技术。在此背景下,我们深入挖掘黄氏小儿推拿这一具有百年传承历史的中医儿科流派之精髓,精心编纂了《黄氏小儿推拿》一书。此书旨在传承与弘扬南阳黄氏小儿推拿流派的独特技艺与理念,为守护小儿健康贡献一份中医智慧与力量。

　　本书全面而系统地阐述了黄氏小儿推拿的学术思想、治疗理念、核心技术及丰富临床经验,旨在为中医儿科医生、推拿师、医学院校师生及家长等提供一本权威且实用的参考指南。本书共分为八章,全面介绍了黄氏小儿推拿的各个方面。第一章为绪论,简要介绍了小儿推拿的历史渊源、发展现状及应用要点。第二章深入阐述了黄氏小儿推拿的理论基础,包括"阳主"为中心的辨证论治观、重视健脾和胃的施术方针、养阴清热的治疗原则及阴阳调和的养护理念。第三章至第六章详细介绍了儿科相关基础知识,黄氏小儿推拿的常用手法、穴位及筋结推拿技术,以及儿科疾病的四诊要领,为读者提供了丰富的实践指导。第七、八章结合黄氏小儿推拿流派百年的家传临床经验,展示了黄氏小儿推拿在改善小儿体质方面的独特秘法组方和黄氏小儿推拿在治疗常见小儿病症方面的应用。最后的附录部分为黄氏小儿推拿家传的一些古籍歌诀,用于读者当作课外文献选读。

　　本书最大的特色在于系统性和实用性。我们不仅全面梳理了黄氏小儿推拿流派的学术思想和治疗理念,还结合其百年的家传临床经验,详细介绍了各种病症的推拿治疗方法。此外,本书还创新性地引入了筋结推拿技术,这是黄氏小儿推拿流派的一大亮点。通过对手法拨揉、膏摩、温灸、食疗等综合手段的运用,我们能够从外及内全面充实小儿阳气,达到调理疾病、促进身体修复、增强体质的目的。同时,本书还注重图文并茂,配有大量的穴位图和操作示意图,便于读者理解和掌握。无论您是初学者还是已具备一定基础的从业者,本书都能为您量身定制合适的内容,助您在专业技能提升或育儿知识学习方面取得长足进步。

本书依托河南省高等教育教学改革研究与实践重点项目:中医药职业教育非遗系统性保护路径研究(项目编号:2024SJGLX0687)而编写。在编写本书的过程中,我们虽然力求做到尽善尽美,但由于水平有限,难免存在不足之处。我们衷心希望广大读者能够慷慨赐教,提出宝贵的意见和建议,以便我们在今后的修订中不断完善。同时,我们也期待有更多的中医儿科专家和推拿师能够加入对黄氏小儿推拿的研究、探讨和推广中,共同为小儿健康事业添砖加瓦。

黄　纬　梁振新
二〇二四年八月

目　录

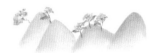

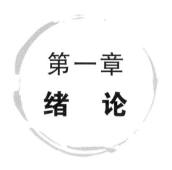

第一章
绪 论

第一节 黄氏小儿推拿的概述

在河南省南阳市这片仲景文化底蕴深厚的土地上,孕育了黄氏小儿推拿这一具有一百余年历史传承的中医流派。该流派以"呵护小儿纯阳之体,关乎一生健康长寿"为口号,秉承"善温阳气,调和诸阴,规避寒凉,注重调护"的中医儿科调治理念,将"健脾和胃,温补能量,滋阴清热,调和阴阳"作为总的施术方针。技法上,在传统各种小儿推拿技法应用的基础上,尤为重视筋结推拿在小儿疾病调理中的运用,同时结合膏摩、温灸、食疗等疗法,以求能够全面呵护小儿阳气和快速提高小儿体质。

一、历史渊源与传承脉络

黄氏小儿推拿的起源可追溯至清朝咸丰年间,由南阳唐河县的名医张合亭所创立。张合亭,生于清朝咸丰年间,逝于民国时期,原为文秀才,后弃文从医,开设了自己的中医馆。他精通中医内科、妇科、儿科和小儿推拿,尤其以小儿推拿闻名,县志有载。他博览群书,学识渊博,著有多部中医学著作和注释,可惜大部分因为战乱和自然灾害而散失,只有其手书《小儿推拿》一书流传至今,成为黄氏小儿推拿流派的传承基石。第二代传人为其子张玉卿和其女张玉生,第三代传人为其外孙王世泽、外孙女王世俊和外孙女婿黄景林,第四代传人为其曾外孙女黄建生、黄建旭。第五代传人黄纬是其玄外孙,目前为该流派的代表性传承人。该流派目前在世的传承人有 28 人,其中第四代传承人 2 人,第五代传承人 5 人,第六代传承人 21 人。该流派在不同的时代都为中医小儿推拿的发展和传播做出了贡献,造福了无数的小儿,也获得了广泛的赞誉。

二、学术思想与理论特色

黄氏小儿推拿流派以传统温阳派中医儿科的"固护元阳"学术思想为理论基础,秉承

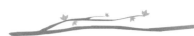

"温阳扶正"的核心原则。该流派认为,儿童为"纯阳之体",阳气旺盛,生长发育迅速。若儿童阳气受损,将导致生理功能失调,易受外邪侵袭,从而进一步加重阳气虚损,引发多种疾病。因此,提出"呵护小儿纯阳之体"就是保护小儿健康的根基。小儿只有阳气充盛,才能有强大的抵抗力和旺盛的生长发育能力。该流派强调"呵护小儿纯阳之体,关乎一生健康长寿",重视小儿的养生保健和疾病的预防,追求零毒副作用,反对当今儿科临床过度使用苦寒药物的做法,体现了中医温阳儿科流派的学术精髓。该流派的小儿推拿技术不仅传承了传统的中医理论和方法,还针对时弊,不断创新和完善治疗理论,形成了独特的"善温阳气,调和诸阴,规避寒凉,注重调护"的中医儿科调治理念,具有很高的临床价值和学术价值。

三、技术特色与临床应用

黄氏小儿推拿流派在技法上尤为注重筋结推拿的应用,这是其独特之处。在长期的临床实践中,该流派深刻洞察到,当小儿的气血循环或脏腑功能遭遇障碍时,病变部位往往会在身体上显现出特定的筋结点,这些筋结点不仅是疾病的外在表现,更是治疗的关键所在。黄氏小儿推拿流派经过一百余年的临床积累和观察,形成了一套详尽而系统的筋结部位归纳总结方法,能够精准识别不同疾病或症状在身体上所对应的筋结位置。

该流派认为,小儿的经筋是阳气流通的重要通道,而筋结的形成则与脏腑、器官、组织及经络的阳气不足密切相关。因此,在治疗过程中,黄氏小儿推拿采用独特的手法拨揉筋结部位,进行细致梳理,同时结合膏摩、温灸等温热疗法,以温通阳气,驱散病邪。此外,还辅以内服具有温补性质的食材或药物,从内至外全面增强患儿的阳气,达到调理脏腑、促进身体修复、疏通筋结、通畅经络的综合治疗效果。这种内外兼治、标本兼顾的技法特色,既体现了"温阳扶正"的学术思想,又彰显了其在临床实践中的显著疗效。

在临床临证方面,黄氏小儿推拿将"健脾和胃,温补能量,滋阴清热,调和阴阳"这十六字作为其辨证论治的核心思想,并将其作为该流派总的施术方针。全面以"脾胃阴阳"为中心,将小儿的体质分成了四种类型:脾胃不和型、阳虚型(能量不足型)、阴虚型、阴阳不和型。根据这四种体质分型,结合小儿特定穴和筋结的应用,总结出了改善体质的四种推拿组方,即健脾和胃组方、温补能量组方、滋阴清热组方、调和阴阳组方。这四个组方将儿科临床上复杂的辨证论治方案进行了归纳和简化。每个组方都有一个主方和若干辨证配穴,主方是针对小儿的四种体质分型情况进行的基本论治操作,辨证配穴是根据小儿的具体证型进行的个性化操作。每个组方都规定了特定的操作时间和次序,并结合临症实际分型进行灵活变通,以达到最佳的调整体质效果。

四、传承发展与现代应用

为了更好地传承和发展黄氏小儿推拿,南阳市科技局于2020年10月批准建立了"南阳市黄氏小儿推拿重点实验室",这是南阳市唯一的本土小儿推拿学派传承技术的重点实验室。实验室的建立,不仅为黄氏小儿推拿的研究提供了科学平台,还促进了产学

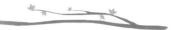

研用的协同创新,形成了完善的黄氏小儿推拿人才传承体系和培养模式。

实验室的研究方向主要集中在黄氏小儿推拿流派的中医防治理论、推拿调理技术及人才培养方法上。通过深入挖掘流派的理论精髓,结合现代科技手段,实验室不断推动黄氏小儿推拿技术的创新与发展,扩大了其适应病种,提高了治疗效果。同时,实验室还致力于将这一疗法推广到更广泛的领域,让更多的小儿受益。

2021年,南阳市中医药发展局认定实验室负责人黄纬为首批南阳"中医世家"代表性传人;2022年,河南省卫生健康委认定"黄氏小儿推拿"为河南省首批优质中医学术流派,黄纬为该流派的代表性传承人;2025年,黄氏小儿推拿更是荣膺第七批南阳市市级非遗项目。在新时代背景下,黄氏小儿推拿将继续坚守"温阳护阳"的理念,不断开拓创新,为中医儿科的传承与发展贡献更多的智慧与力量,让这一古老的疗法在现代社会焕发出更加璀璨的光芒。

第二节 小儿推拿的历史沿革

小儿推拿是以中医理论为指导,应用各种手法作用于小儿机体,以调整脏腑气血功能,达到防治疾病目的的一门学科。下文简要介绍了小儿推拿的历史沿革,分为起源萌芽阶段、形成发展阶段和迅速发展阶段3个部分,概述了各个阶段的主要特点和代表性的人物和著作,展示了小儿推拿的发展历程和学术成就。

一、起源萌芽阶段

小儿推拿的悠久历史可追溯至远古时代,远在人类掌握火的使用之前,先民们便已通过观察与实践,发现了摩擦生热可带来温暖与缓解疼痛的自然现象,并逐步积累起利用按摩疗愈疾病的宝贵经验。我国医学宝库中的瑰宝——《五十二病方》,作为迄今为止发现的最古老医学典籍之一,其出土于马王堆三号汉墓,成书时间至少可追溯到公元前3世纪,距今已有2300余年。这部古籍不仅详尽记录了内服汤药的疗法,还广泛涉及了外治法,诸如敷贴、烟熏、蒸气熏、熨法、砭刺、艾灸、按摩乃至角法(即火罐疗法)等,展现了古代医学的多元与深邃。尤为值得一提的是,书中明确记载了采用类似钱匕刮法的手法治疗婴儿瘛疭的案例,如"匕周婴儿瘛所",以及按摩臀部以疗癃疾的方法。这些实践不仅体现了体表刺激治疗内脏疾病的智慧,更为后世小儿推拿循经疗法的形成奠定了坚实的基础。

1. 秦汉时期 秦汉时期是我国古代医学的发展和繁荣时期,也是我国古代推拿的发展和繁荣时期。在这一时期,推拿已经有了较为完善的理论体系和丰富的临床经验,小儿推拿也有了较为系统的论述和实践。如《灵枢·卫气失常》:"十八已上为少,六岁已上为小。"《灵枢·刺节真邪》:"大热遍身,狂而妄见、妄闻、妄言,视足阳明及大络取之。虚

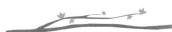

者补之,血而实者泻之,因其偃卧,居其头前,以双手四指挟按颈动脉,久持之,卷而切推,下至缺盆中,而复止如前,热去乃止。"这是现代中医小儿推拿中的推桥弓的雏形。《黄帝内经》中还记载了用中医小儿推拿法治疗小儿虫症的方法。

《汉书艺文志》曾载有按摩专书《黄帝岐伯按摩十卷》,可惜因年久已亡佚,但在其他书籍中仍能见到此书的片段记载。

汉代医圣张仲景在《金匮要略》中首先提出了膏摩法,这是总结前人的经验,用特制的中药膏剂涂抹在患者体表的经络或穴位上,然后用手在其上按摩治疗的方法。由于手法与药物协同作用,不但提高了疗效,而且保护了皮肤,扩大了治疗的适应范围,也为后世小儿按摩介质的应用奠定了基础。

2. **魏晋时期** 葛洪不但对我国的药物化学研究有较深的造诣,并且对推拿的发展也有一定的贡献,如他所著的《肘后备急方》中明确地记载着:"卒腹痛……取其脊骨皮深取痛引之,从龟尾至顶乃止,未愈更为之。"这种方法与当代的小儿捏脊疗法颇为相似,它不但可治疗急腹痛,而且可治疗小儿疳积、积滞等许多病症。

3. **隋唐时期** 隋唐时期按摩在医学领域的地位较高,是医学教育的四大科目之一。此时,也是中医儿科学形成的奠基时期。隋代设有按摩博士职务,唐代太医署设有按摩专科和少小科(即小儿科),并把按摩医生分成按摩博士、按摩师、按摩工的等级。按摩博士在按摩师和按摩工的辅助下,对按摩生进行医学教育,开始了有组织的按摩教学。对儿科医生的要求也非常严格,聘请医博士教授学生,学制五年,考试合格为儿科医生。正是唐代医学教育的开展,促进了按摩医学的发展和中医儿科学的形成。

隋·巢元方《诸病源候论》50卷,分67门,1720论,每卷之末都附有按摩导引方法。其中专论小儿诸病的6卷,计255候,详细描述小儿保育和证候病源。

唐代著名医药家孙思邈在他的《千金要方》中提出应用药物制成膏剂与手法相结合的膏摩法,"治少小新生肌肤柔弱,喜为风邪所中,身体壮热,或中大风,手足惊掣,五物甘草生膏摩方……"他运用膏摩法治疗小儿范围内的疾病,有"中客忤""项强欲死""鼻塞不通涕出""夜啼""腹胀满""不能乳食"等十几种,不但扩大了膏摩治疗疾病的范围,还对膏摩治疗小儿疾病有了较系统的论述。该书还记载:"小儿虽无病,早起常以膏摩囟上及手足心,甚辟寒风。"这是首次将膏摩用于小儿保健推拿的医学文献记载。

《唐六典》中记载按摩可除"八疾",即风、寒、暑、湿、饥、饱、劳、逸,并认为"凡人肢节脏腑积面疾生,宜导面宜之,使内疾不留,外邪不入,若损伤折跌者,以法正之。"可见按摩疗法的治疗范围已拓展到内、外、伤、骨等各科疾病,并主张变被动为主动的导引,发挥患者的主观能动性。

唐·王焘的《外台秘要》第35、36卷为小儿诸疾专卷,将小儿证候分为86门,载方400多首,对小儿夜啼有摩儿头和脊的记载。

唐末出现的《颅囟经》是我国最早的一部儿科专著。书中提出的小儿为"纯阳之体"的观点,为中医儿科学关于小儿生理特点的论述提供了理论依据。

4. **宋代** 科学文化的发展,更推动了医学的进步,当时太医局小儿科为独立分科之

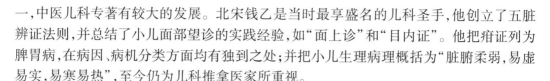

一,中医儿科专著有较大的发展。北宋钱乙是当时最享盛名的儿科圣手,他创立了五脏辨证法则,并总结了小儿面部望诊的实践经验,如"面上诊"和"目内证"。他把疳证列为脾胃病,在病因、病机分类方面均有独到之处;并把小儿生理病理概括为"脏腑柔弱,易虚易实,易寒易热",至今仍为儿科推拿医家所重视。

按摩在宋代虽未列入医学分科,但有关的论述并不少见,在《太平圣惠方》《圣济总录》中均有很多膏摩方,并对按摩手法的作用有了较深刻的论述。

二、形成发展阶段

1. 明代　明代是小儿推拿发展历程中的一个鼎盛时期,当时官方的医疗体系"太医院"内,儿科(即"小方脉")与按摩科并列于中医十三科之中,彰显了小儿推拿在医学界的显著地位。随着理论与实践的深度融合,小儿推拿在这一时期不仅理论水平显著提升,临床实践经验亦日益丰富。儿科名医万全,以其《育婴家秘》与《幼科发挥》两部著作闻名遐迩,他强调在治疗儿科疾病时应优先考虑保护胃气,提出了"五脏以胃气为本,赖其滋养"的独特见解,并告诫医者"如五脏有病或泻或补,慎勿犯胃气"。这些理念对儿科推拿乃至整个中医儿科的理论发展起到了积极的促进作用。

与此同时,四明陈氏编纂的《小儿按摩经》于1601年横空出世,被公认为我国现存最早的小儿推拿专著,后被收录于杨继洲的《针灸大成》之中。陈氏基于中医传统理论,系统地阐述了小儿推拿的诊疗原则,即"病之虚实,虚则补其母,实则泻其子",并对诊法、辨证、穴位选取、手法运用及治疗方案等进行了全面而深入的探讨。明代太医龚云林所著的《小儿推拿方脉活婴秘旨全书》,不仅是对钱乙学术思想的传承与发扬,更是一部集小儿推拿理论与临床实践于一体的专著。曹炳章先生曾把此书誉为"推拿最善之本",该书首次明确提出了"推拿"这一称谓,取代了传统的"按摩"称呼。此外,周于蕃的《小儿推拿秘诀》也是这一时期的重要成果,它巧妙融合了前人的手法精髓与作者的个人经验,对后世影响深远。

2. 清代　进入清代,小儿推拿的临床应用更为普遍,相关专著层出不穷,诊疗技艺日益精进。尤其是在清朝初期,小儿推拿领域取得了显著进步,涌现出一批具有广泛影响力的著作。

熊应雄的《小儿推拿广意》,该书在普及中医儿科推拿知识方面发挥了重要作用,虽历经多次再版,仍供不应求。本书的特点是发挥儿科推拿的优势,对中医推拿学术进步和繁荣起到了积极的作用。

骆如龙所著的《幼科推拿秘书》,对前人的推拿论述与临床经验做了比较全面的总结,书中介绍了小儿推拿的理论和手法,对小儿推拿法在儿科临床的应用介绍较为详尽,并附有实用的内服方剂,具有较大的实用价值。

清代著名外治专家吴尚先,吸取前人和古典医书中有关外治的论述,广收民间的外治法,集20年的经验撰写了《理瀹骈文》一书。该书主张以外治通治内外诸病,每证用药都是以膏药为主,并辅以点、搐、熏、擦、熨、烙、掺、敷等法,是传统外治法的一次系统总

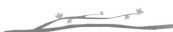

结,深受广大劳动人民的欢迎。

钱樟村的《小儿推拿直录》则以简洁明了的文字,图文并茂地阐述了小儿疾病的诊断、病因病机及推拿治疗方法,特别针对小儿急惊风等16种常见病证进行了详细介绍,便于医患双方学习掌握。

周松龄的《小儿推拿辑要》,通过删繁就简的方式,使推拿治病的机制与疗效更加清晰明了,并对推拿治病的疗效做了充分的肯定,认为推拿奏效于弹指之间,对继承整理前人的经验有一定的参考价值。

张振鋆的《厘正按摩要术》在《小儿推拿秘诀》一书的基础上增补了新的内容,书中介绍了各种按摩手法及儿科推拿的各科取穴的手法图说。书中还介绍了胸腹按诊法,填补了其他医书的空白。

陈复正编撰的《幼幼集成》是取材于前人儿科论述,结合四十余年经验与体会写成的。书中对指纹在儿科疾病中的诊断价值有较正确的评价,认为既不可否定,也不可夸大其作用。他还从"小儿脏腑未充则药物不能多受"的观点出发,创立了不少小儿外治法,如按摩、热敷等,至今仍为临床所常用。

夏禹传的《幼科铁镜》主张"望面色,审苗窍,从外知内",强调推拿要正确施行辨证施治。作者的写作态度实事求是,重视医德,认真总结自己的切身经验,并作推拿代药赋,说明推拿补泻手法的重要性。

由于帝国主义的入侵、政府的腐败,中医推拿一度处于低落状态,但得益于广大中医药工作者的不懈努力与人民群众的广泛需求,小儿推拿在民间依然保持着旺盛的生命力,小儿推拿著作仍不断被出版。如《推拿易知》《推拿决微》《增图考释推拿法》等,这些著作大多以明清经典著作为蓝本进行编纂,继续传承与发展着小儿推拿的宝贵遗产。

三、迅速发展阶段

中华人民共和国成立后,在党的中医政策指引下,中医事业犹如枯木逢春,得到复苏和发展,小儿推拿事业得到了迅速的发展,取得了显著的成绩。

1. 小儿推拿的理论和技术不断完善和创新,形成了一套科学、系统、规范的小儿推拿学说。中华人民共和国成立初期,小儿推拿的理论和技术还比较零散和混乱,缺乏统一的标准和规范。为了解决这一问题,一批有远见的中医学家和小儿推拿专家,通过对古代医籍的梳理,对小儿推拿的基本原理、诊断方法、操作技巧、治疗规律等进行了系统的总结和归纳,编写了一系列的小儿推拿教材和专著,如《小儿推拿学》《小儿推拿图解》《小儿推拿手册》等,为小儿推拿的教学和实践提供了权威的指导。

2. 小儿推拿的教育和培训水平不断提高,出现了一批高素质的小儿推拿专业人才。中华人民共和国成立后,小儿推拿的教育和培训得到重视和支持,各地建立了专门的小儿推拿教研室、小儿推拿门诊等,为小儿推拿的教学和实践提供了良好的条件和平台。同时,各级中医院校和卫生机构,通过开设小儿推拿课程、举办小儿推拿培训班、组织小儿推拿学术交流会等,培养了大批的小儿推拿专业人才,为小儿推拿的发展提供了人才保障。一些小儿推拿专家还积极传承和发扬小儿推拿的优良传统,培养了一批优秀的小儿推拿后继者,形成了一些有影响力的小儿推拿流派,如三字经流派、湘西刘氏小儿推拿流派、张汉臣小儿推拿流派、孙重山小儿推拿流派、冯氏捏脊流派、黄氏小儿推拿流派等,为小儿推拿的传承和创新做出了贡献。

3. 小儿推拿的临床应用范围不断扩大,治疗了许多常见和疑难的小儿疾病,取得了良好的疗效。中华人民共和国成立后,小儿推拿的临床应用得到了广泛的推广和普及,成为小儿保健和治疗的重要手段之一。小儿推拿不仅可以治疗一些常见的小儿疾病,如感冒、咳嗽、腹泻、便秘、消化不良、厌食、夜啼、惊风、小儿麻痹、小儿脑瘫等,而且可以与中西医疗法结合起来治疗一些疑难的小儿疾病,如小儿哮喘、小儿癫痫、小儿孤独症(自闭症)、小儿多动症、小儿先天性心脏病等,为小儿的健康和成长提供了有力的帮助。一些小儿推拿专家还结合其他中医疗法,如针灸、药物、食疗、艾灸等进行综合治疗,提高了小儿推拿的疗效和安全性。小儿推拿的临床应用,不仅受到了广大患儿和家长的欢迎和信赖,而且受到了国内外医学界的认可和赞誉。

4. 小儿推拿领域的科研水平不断提高,开展了一系列的基础和临床研究,为小儿推拿的发展提供了科学依据。中华人民共和国成立后,小儿推拿的科研工作得到了重视和支持,各级科研机构和单位通过设立小儿推拿专项或课题,组织和开展了一系列的小儿推拿的基础和临床研究,涉及小儿推拿的理论、技术、方法、效果、安全性等多个方面,取得了一批有价值的研究成果,为小儿推拿的发展提供了科学依据和技术支持。

中华人民共和国成立后,小儿推拿事业在各个方面都取得了长足的进步,为保障和促进小儿的健康和成长做出了重要的贡献。小儿是人类的希望、祖国的未来,保证小儿健康,使之聪颖健康地成长,不仅关系到千家万户的愿望与幸福,而且关系到国家的前途与民族的兴旺,因此开展小儿推拿教学、科研、临床推广及积极培养推拿人员,将对我国甚至世界儿童的卫生保健工作做出重大的贡献。

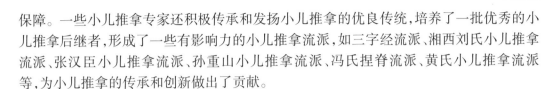

第三节　小儿推拿的应用要点

一、小儿推拿的禁忌证

小儿推拿属于外治疗法,经济、安全、治疗范围较广、疗效显著,易为患儿及家长所接受。尽管如此,为防止发生意外事故,必须严格掌握其禁忌证。

1. 某些急性传染病,如猩红热、水痘、肝炎、肺结核等。
2. 各种恶性肿瘤的病变部位。
3. 出血性疾病及正在出血和内出血的部位。
4. 骨与关节结核和化脓性关节炎。

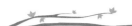

5. 烧、烫伤和皮肤破损的部位。

6. 各种皮肤病患处。

7. 骨折早期和截瘫初期。

8. 危重病和严重的心、肝、肾疾病。

9. 诊断不明、不知其治疗原则的疾病。

二、小儿推拿的注意事项

1. 治疗过程中要认真操作,态度和蔼,耐心细致,仔细观察。

2. 操作前应准备各种推拿介质及消毒用品。

3. 操作者应保持两手清洁,指甲修剪圆润,防止操作时伤及小儿。

4. 天气寒冷时,要保持两手温暖,可搓热后再操作,以免凉手刺激患儿,产生恐惧,影响治疗。

5. 治疗室内要空气流通,温度适宜,清静整洁,尽量减少不必要人员。

6. 操作时,应先用柔和的手法,争取患儿配合,再按要求治疗。

7. 对惊厥的患儿,施术后如症状仍不减轻,一方面当使其侧卧,以压舌板置其口中,使呼吸通畅,防止发生窒息;另一方面及时请有关科室会诊处理,以免贻误病情。

8. 每推拿完一个患儿后,要清洗双手,保持清洁,避免交叉感染。

三、黄氏小儿推拿常用介质

推拿时医者手上蘸些油、粉末或水作用于患儿体表穴位,以滑润皮肤、增强手法的疗效,这种液体或粉末称为推拿介质。推拿介质一般有水剂、酊剂、油剂和粉剂 4 种。黄氏小儿推拿流派常用的推拿介质有以下几种。

1. 滑石粉　即医用滑石粉。有润滑作用,可减少摩擦,保护小儿皮肤。一年四季各种病症均可使用,是临床上最常用的一种介质。

2. 爽身粉　即市售爽身粉。有润滑皮肤、吸水的作用,质量较好的爽身粉可替代滑石粉应用。

3. 薄荷水　取 5% 薄荷脑 5 g,加入 100 mL 5% 酒精内配制而成;或取少量薄荷叶,用水浸泡后去渣取汁应用。有润滑皮肤、辛凉解表、清暑退热作用。多用于夏季风热外感、小儿夏季热或暑热所致的发热、咳嗽等症。

4. 葱、姜水　把生姜或葱捣烂如泥状,放于器皿中,蘸其汁使用;亦可将葱或生姜切片倒入 95% 酒精中,浸出葱、姜汁使用。葱、姜汁不仅润滑皮肤,还有辛温发散的作用,有助于驱散外邪,多用于冬、春季节的风寒表证。

5. 冬青膏　由冬青油(水杨酸甲酯)、薄荷脑、凡士林和少许麝香配制而成,该剂具有温经散寒和润滑的作用,常用于小儿虚寒性腹泻。

6. 凉水　即食用清洁凉水。有清凉退热、润滑皮肤的作用。一般用于小儿外感发热。

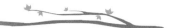

7.麻油　即食用麻油,有润滑的作用。在用刮法时,用器具的光滑边缘(汤勺等)蘸油,刮至皮下瘀滞,常用于治疗痧气。

8.鸡蛋清　将鸡蛋凿一小洞,取其蛋清使用。另外也可将鸡蛋清与白面和成团,医者手捏面团在小儿的胸、腹、背部做搓摩滚动。有润滑皮肤、清热润肺、祛积消食作用。这是我国民间治疗小儿感冒、食积等疾患时常用的一种介质。

9.姜粉　姜粉即用生姜晒干后磨成的粉。在皮肤上涂抹姜粉,具有疏通经络、发散风寒的作用,也能够起到促进新陈代谢、祛腐生新和退热的作用。

10.姜油　即生姜精油,是一种植物精油,具有抗炎、抗菌、驱虫、抗氧化等功效。该剂具有温经散寒和润滑的作用,黄氏小儿推拿中常把姜油作为特定穴推拿时的临床辅助介质。

11.姜膏　即将姜粉和凡士林一起隔水熬煮而成的膏剂,是黄氏膏摩手法中常用的介质。具有解表散寒、祛风除湿、散结止痛的功效。

第二章
黄氏小儿推拿的理论基础

黄氏小儿推拿第五代代表性传人黄纬,对黄氏小儿推拿流派的学术思想进行了深入的领悟和总结,形成了以下 16 字的心得体会:"健脾和胃,温补能量,滋阴清热,调和阴阳。"这 16 字作为该流派临床上辨证论治的核心思想和总的施术方针。其意思是,在治疗小儿各种疾病的时候,要从根本上增强小儿的阳气(能量),使其具有抵抗病邪的能力,而脾胃是人体能量的源泉,所以要特别注意健脾和胃的功能。在日常的养护方面,要注意平衡阴和阳、心与肾的关系。其意义有 3 点:①温养阳气与健脾和胃的同时,要注重阴阳气机升降平衡;②通过滋养肾阴的方式降心火,以达到心肾相交的目的;③防止阴阳失调,避免温阳法的过度使用造成矫枉过正。养护与治疗均要如理如法,才能迅速提高儿童体质,充分保证小儿的健康成长。

第一节　以"阳主"为中心的辨证论治观

一、当前医疗和生活环境对小儿阳气的影响

黄氏小儿推拿流派认为,小儿是纯阳之体,阳气旺盛,生长发育快,如果小儿的阳气受损,会导致生理功能失调,容易受外邪侵袭,进一步加重导致阳气的虚损,出现各种疾病。因此,"呵护小儿纯阳之体"就是保护小儿健康的根基。小儿只有阳气充盛,才能有强大的抵抗力和旺盛的生长发育能力。

而在当前社会环境里,有太多影响和危害小儿阳气的不当方面,最常见的有以下 4 点。

(一)当下西医疗法为主流

虽然在治疗一些急性病、传染病、外伤等方面,西医有较好的效果,但是在治疗一些慢性病、免疫病、发育病等方面,却往往缺乏整体观和个体化的考虑,只注重对症下药,而

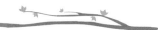

忽视了小儿的体质和阳气的状况。西医药物多数是化学合成的,有较强的毒副作用,长期使用会损伤小儿的肝肾功能,影响小儿的生长发育,降低小儿的免疫力,使小儿的阳气逐渐衰退。西医输液消耗小儿的阳气,破坏小儿的正气,打乱小儿的气血平衡,损伤小儿的脾胃功能,降低小儿的免疫力和自愈力。因此黄氏小儿推拿流派认为,西医疗法不适合作为小儿的常规治疗方法,只能在必要时作为辅助治疗方法,而且要在中医的指导下合理使用,避免过量过久,伤害小儿的阳气。

(二)寒凉的中医疗法错误且过度的使用

这是指一些过分强调清热解毒、泻下通便、疏散风热等作用的中医疗法,如清热凉血法、攻下法、辛凉解表法等。这些疗法虽然在治疗一些热证、实证、邪盛证等方面有较好的效果,但是在治疗一些寒证、虚证、正虚证等方面,却往往适得其反,不仅不能治疗疾病,反而会加重病情,甚至导致死亡。寒凉的中医药物来源广泛,不仅包括一些植物的根茎、枝叶、果实等,以及动物的某些特定组织,还涉及一些矿物类药材,如石膏等。这些药材因其较强的寒凉性质,长期食用,会损伤小儿的脾胃功能,影响小儿的消化吸收,导致小儿营养不良,降低小儿的抵抗力,使小儿的阳气逐渐虚损。寒凉的中医疗法也常常采用一些过分激烈的手段,如泄热、消导、利尿等,这些手段虽然可以排出一些邪气,但是也会带走小儿的正气,消耗小儿的阳气,使小儿的身体更加虚寒,难以恢复。因此,寒凉的中医疗法不适合作为小儿的常规治疗方法,只能在必要时作为辅助治疗方法,而且要在"呵护脾胃、固护阳气"的中医理念指导下,合理使用,避免过量过久,以免伤害小儿的阳气。

(三)不正确的喂养理念

这是指一些违背中医理论和小儿特点的喂养方法,如过早添加辅食、过多喂养奶粉、过分追求营养均衡、过度使用保健品等。这些方法虽然看似有利于小儿的营养和健康,但是实际上有很多隐患,不仅不能满足小儿的生长发育需要,反而会造成小儿的消化不良,导致小儿的脾胃功能受损,影响小儿的食欲和体重,降低小儿的免疫力,使小儿的阳气逐渐虚弱。不正确的喂养理念,也包括一些不合理的饮食,如过分追求有营养的食物,以及摄入过冷过寒的食物、过甜过咸的食物、过油过腻的食物等。这些食物虽然看似有利于小儿的口感和偏好,但是实际上有很多危害,不仅不能满足小儿的营养和健康,反而会造成小儿的脾胃功能失调,导致小儿的气血不足,影响小儿的精神和情绪,降低小儿的抵抗力,使小儿的阳气逐渐衰败。

(四)夏天空调的使用和冬天暖气的过度依赖

这些会使小儿的身体适应能力下降,不能适应自然环境的温度变化,造成小儿抵抗力下降,也是一些损害小儿阳气的做法。中医讲"春夏养阳,秋冬养阴",夏天里空调的使用,虽然可以使小儿感到凉爽舒适,但是也会使小儿的身体受到寒邪的侵袭,导致小儿的毛孔收缩,汗液不畅,致使寒湿之气淤积在肌肤,而不能外散;冬日里暖气的使用,虽然可以使小儿感到温暖舒适,但也容易使小儿的身体受到温热之邪的侵袭,导致小儿的毛孔

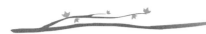

张开,汗液外泄,导致阴液不固而外散,破坏了冬季人体"避藏养脏"的生理状态,从而影响健康。

当前盛行的西医疗法和众多寒凉的中医疗法,以及大众普遍不正确的喂养理念和不当的生活环境,都存在太多不利于小儿阳气的因素,忽视了小儿的阳气之本,容易造成小儿的阳气虚损、脾胃受伤、脏腑失调等问题,严重危害小儿的健康。黄氏小儿推拿流派提出重视小儿的阳气之本,提倡运用温补阳气的疗法和舒畅筋结的推拿方法来调节小儿的气血、经络、脏腑、情志等方面。既能补益小儿的阳气,又能驱散小儿的邪气;既能促进小儿的生长发育,又能提高小儿的抵抗力。在告诫家长平时要养护如法的同时,更强调家长和医生要有充分把握好疾病疗愈时机的观念与意识,帮助小儿发挥自身的自愈力和修复力,打造和构建出良好的身体素质。

二、阳气与健康的关系

黄氏小儿推拿流派认为,阳气与健康的关系主要从以下几个方面进行归纳。

(一)阳气是人体生命的根本

阳气是人体进行物质代谢和维持生理功能的原动力,是人体生殖、生长、发育、衰老和死亡的决定因素。人的正常生存需要阳气支持,所谓"得阳者生,失阳者亡"。阳气越充足,人体越强壮。阳气不足,人就会生病。阳气完全耗尽,人就会死亡。阳气具有温养全身组织、维护脏腑功能、增强免疫力、抵御外邪的作用。阳气虚,就会出现生理活动减弱和衰退,导致身体御寒能力下降,容易感冒、发炎、过敏等。阳气实,就会出现生理活动亢进和紊乱,导致身体发热、出汗、口渴、心烦等症状。因此,保持阳气的平衡和充足,是保障人体健康的基础。

(二)阳气是人体与自然的联系之纽

人体的阳气与自然界的阳气是相通相应的,人体的阳气受到自然界的四时变化、气候变化、日夜变化等的影响,也要顺应自然界的规律而调节自身。如果人体的阳气与自然界的阳气不协调,就会导致疾病的发生。例如,春天是阳气升发的季节,人体的阳气也要随之升发,如果过分压抑阳气,就会导致肝气郁结,出现头痛、眼红、怒气等症状。夏天是阳气旺盛的季节,人体的阳气也要随之旺盛,如果过分耗散阳气,就会导致心气不足,出现心悸、失眠、疲乏等症状。秋天是阳气收敛的季节,人体的阳气也要随之收敛,如果过分损伤阳气,就会导致肺气虚弱,出现咳嗽、气短、感冒等症状。冬天是阳气藏蓄的季节,人体的阳气也要随之藏蓄,如果过分消耗阳气,就会导致肾气不足,出现腰痛、遗精、阳痿等症状。因此,顺应自然界的阴阳变化,调节人体的阳气,是保持人体健康的方法。

(三)阳气是阴阳学说的核心

阴阳学说是中国传统哲学的基本框架,它认为阴阳是宇宙和人体的两种基本的、对立的、相互作用的气,它们相互制约、相互转化、相互补充,构成了万物的生成和变化的根本法则。阳气是阴阳学说的主导方面,它能够主动地影响和改变阴气,使阴阳达到动态

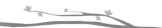

的平衡和和谐。阳气的盛衰,直接影响人体的生理功能和病理变化。阳气旺盛,人体的阴阳就会协调,气血充足,脏腑健康,疾病就会减少。阳气虚损,人体的阴阳就会失调,气血不足,脏腑失常,疾病就会增多。因此,调和人体的阴阳,补益人体的阳气,是治疗人体疾病和促进人体健康的原则。

三、传统中医里的"阳主"思想

(一)《易经》的"阳主"思想

《易经》作为古代哲学的瑰宝,被视为中国哲学的滥觞,深刻影响了《黄帝内经》等经典中的阴阳学说。《易经》核心理念"一阴一阳之谓道"(《易经·系辞传》),揭示了宇宙间最基本的法则与秩序,即道蕴藏于阴阳之中,阴阳互根互用,构成万物运行的根本规律。从浩瀚宇宙到细微草木,无一不遵循阴阳之道。

《易经》认为阳是宇宙和人体的两种基本的、对立的、相互作用的气中的主导方面,阳能积极作用于阴,促使二者在动态中达成平衡与和谐,进而催生万物的生生不息与形态万千。阴阳的运动变化,其内在驱动力正是源自阳气的活跃与推动,正如经文所述"天尊地卑,乾坤定矣;卑高以陈,贵贱位矣;动静有常,刚柔断矣……乾知大始,坤作成物;乾以易知,坤以简能""成像之谓乾,效法之谓坤"。《易经》还强调阳气的创造性和智慧性,指出阳气是万物的起源与主宰,不仅赋予生命以初始活力,还保障其持续运行,体现了道之精髓与实践。文中"大哉乾元,万物资始,乃统天"及"至哉坤元,万物资生,乃顺承天",均强调了阳气在创生与统御方面的至高地位。而阴气则顺应阳气,共同维系着宇宙的和谐秩序。此外,《易经》在八卦排列次序上,特将乾卦列为卦首,并以"元亨利贞"作卦辞,而坤卦乃位其后,意在昭示阳气既是一切万物肇始之源,又是其坚固善终之根;而阴从属于阳,须待阳动而后动,象征阳气的优先和优越,以及阴气的从属和服从,充分体现了"阳"为主导,"阴"为从属的重阳思想。这一布局不仅象征着阳气的优先与卓越,也反映了阴阳关系中主从有序、和谐共生的宇宙真理,正是阳气的不断驱动,使得阴阳互动不息,万物得以生生不息,变化无穷。

(二)《黄帝内经》的"阳主"思想

《黄帝内经》是中国古代医学的经典著作,它继承和发展了《易经》的阴阳学说,将阴阳理论运用于人体生命活动的认识和调节,形成了中医学的理论基础和方法论。《黄帝内经》认为,阳气是人体生命的根本和动力,是人体与自然界相通的中介,是人体防御外邪的屏障,是人体健康和长寿的保障。《黄帝内经》对阳气的重视,深刻体现在对人体生理、病理及健康维护的全方位认知中,具体可从以下几方面阐述。

1. 阳气是人与天地自然相生相应的生命之气,是人体生命活动的根本和动力,贯穿人体生命过程。在《黄帝内经》的视角下,阳气不仅是连接人与自然环境的桥梁,更是人体生命活动的核心驱动力。它贯穿于个体的整个生命周期,主导着生长发育及衰老过程。《素问·上古天真论》曰:"女子七岁,肾气盛,齿更发长。二七,而天癸至,任脉通,太

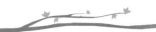

冲脉盛,月事以时下,故有子。三七,肾气平均,故真牙生而长极……七七,任脉虚,太冲脉衰少,天癸竭,地道不通,故形坏而无子也。丈夫八岁,肾气实,发长齿更。二八,肾气盛,天癸至,精气溢泻,阴阳和,故能有子。三八,肾气平均,筋骨劲强,故真牙生而长极……五八,肾气衰,发堕齿槁……七八,肝气衰,筋不能动,天癸竭,精少,肾气衰,形体皆极。八八,则齿发去。"此中所言肾气这一概念,实则蕴含了肾阳的作用,强调了阳气盛衰对于人体生理变化的主导性影响。

2. 正常生理状态亦是以阳气为主导的。若阳气能固密,阴气便能平和,则可达到"阴平阳秘,精神乃治"境界,人体才有健康可言,即所谓"凡阴阳之要,阳密乃固"(《素问·生气通天论》)。阳气一旦散失,阴气亦随之耗竭。所以《素问·阴阳别论》说:"阴之所生,和本日和,是故刚与刚,阳气破散,阴气乃消亡;淖则刚柔不和,经气乃绝。"体现了阳气在维护阴阳平衡中的核心地位。

3. 阳气对于生命与健康非常重要,不可或缺。《素问·生气通天论》明言:"阳气者,若天与日,失其所,则折寿而不彰,故天运当以日光明。是故阳因而上,卫外者也。"文中将阳气比作天空中的太阳,其重要性不言而喻。它生动诠释了阳气对人体生命活动的重要性,这一观点成为后世扶阳学派的重要理论基石。在养生保健、疾病预防及治疗康复中,对阳气的调养与保护均被视为关键。

4. 阴阳失衡作为疾病发生的基本机制,往往以阳气受损或失常为先导。所以,阳气受损与失常,乃疾病或死亡之根源。因而《素问·生气通天论》说:"故阳强不能密,阴气乃绝。"造成阳气受损的因素是多方面的,风寒暑湿之邪、饮食不节及情志劳倦等均能损伤阳气而引起不同类型的病证,其中以寒邪伤阳为最,故《素问·生气通天论》曰:"因于寒,欲如运枢,起居如惊,神气乃浮……四维相代,阳气乃竭。"综观《黄帝内经》在阐述外感内伤等诸多疾病时,每每以寒邪立论,由此突显了其重阳思想的病因观和发病观。阳气虚则易招致外邪而成疾,如"开合不得,寒气从之,乃生大偻……"(《素问·生气通天论》),认为阳气先虚,外邪乘虚而入,可引发"大偻"等多种疾病。反之,若人体阳气充实调顺,则外邪难犯。《素问·生气通天论》说:"清静则肉腠闭拒,虽有大风苛毒,弗之能害。"然而,尽管阳气贵为至宝,但"亢则害,承乃制",如果阳气过于亢盛,或运行失调,阻隔不通,亦可为邪为害,故《素问·阴阳应象大论》云:"壮火之气衰……壮火食气……壮火散气……"《素问·生气通天论》更进一步指出:"阳气者,烦劳则张,精绝,辟积于夏,使人煎厥""故阳蓄积病死,而阳气当隔,隔则当泻,不亟正治,粗乃败之"。

(三)《伤寒杂病论》的"扶阳"思想

医圣张仲景深谙重阳之理,其深厚的医学造诣体现在对阳气的高度重视上,无疑是重阳理念的杰出践行者。他曾在《金匮要略·脏腑经络先后病》中深刻指出:"若五脏元真通畅,人即安和。"此言精辟地概述了人体健康之根本在于维持五脏阳气(即"元真")的流畅无阻,强调了阳气在维护生命活动和谐与平衡中的核心地位。

张仲景的不朽之作《伤寒杂病论》中的"伤寒"二字,寓意深远,意在警示世人阳气之宝贵且易受侵害,需时刻加以呵护。在这部经典中,温阳扶正的药物如干姜、桂枝、附子

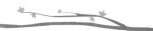

被频繁运用,体现了作者对于扶助阳气的高度重视。《伤寒论》所载的113个方剂中,附子见于34方,桂枝见于43方,干姜则见于24方,这些温通阳气的药物占比显著,彰显了书中处处洋溢的重阳思想智慧与精髓。

六经病症作为《伤寒论》的核心内容,其演变过程实质上是正邪交争、阴阳动态平衡被打破的反映。在治疗策略上,调和阴阳、扶正祛邪被视为首要原则,而扶助阳气更是这一原则中的重中之重。因此,贯穿《伤寒论》全书的,不仅是丰富的临床实践经验,更是张仲景对于"扶阳"理论深刻理解和灵活运用的学术思想体系。

(四)《扁鹊心书》的"重视阳气,反对妄用寒凉攻下"思想

《扁鹊心书》相传为宋代窦材所著,虽部分内容为后世增补,但其核心学术思想——重视阳气并反对滥用寒凉攻下之法,至今仍具有深远的指导意义。窦材,出身于河北正定的医学世家,其人生经历丰富,曾涉足武职,后得遇关中名医,深得其传,结合个人40余载的临床实践,于南宋绍兴十六年编纂成此书。

窦材及其后续编纂者根植于《黄帝内经》理论,特别是《素问·上古天真论》篇,论述了人体阳气乃身体之主宰,人由生到死的过程,就是阳气由强到弱的消耗过程。如书中说:"《素问》云:年四十,阳气衰,而起居乏;五十体重,耳目不聪明矣;六十阳气大衰,阴痿,九窍不利,上实下虚,涕泣皆出矣。"基于此,他们提出"夫人之真元乃一身之主宰,真气壮则人强,真气虚则人病,真气脱则人死",认为真气(即阳气)的强盛与否直接关系到人体的健康与寿命。受当时社会追求长生不老风气的影响,窦材在著作中也反映了这一思潮,如引用俗语"阳精若壮千年寿,阴气如强必毙伤""阴气未消终是死,阳精若在必长生"。道家认为,纯阳为仙,纯阴为鬼,人居阴阳之间,故人鬼参半。故此,"道家以消尽阴翳,炼就纯阳,方得转凡成圣,霞举飞升"。在这些追求长生不老的梦想中,重视人体之阳气的修炼,就显得格外重要。而为医者,窦材认为,"为医者,要知保护阳气为本,人至晚年阳气衰,故手足不暖,下元虚惫,动作艰难"。这些都是人体阳气不足,年老肾元亏损,无法长寿的重要原因。因此,他认为"盖人有一息气在而不死,气者阳所生也,故阳气尽必死"。

为纠正当时医界普遍存在的滥用寒凉药物之弊,窦材大力倡导"扶阳"理念。从历史角度出发,他认识到"燧人之法,食必用火,万代苍生得以活命",即人类学会用火后,健康水平显著提升,证明了热(即阳气)对人体健康不可或缺的作用。故而"知热之养人,时刻不可缺也",且"三焦暖热方能腐熟水谷"。这是他从人的生理方面证明了人体一刻也不可离开阳气,阳气衰则会给人体带来轻重不同的寒凉疾患。因此,窦材从临证角度指出,"要知缓急",首要分清阳虚的程度,同时依据阳虚的不同程度的病症(即"五等虚实"),采取相应层次的扶阳方法,灵活施治,以恢复和增强人体的阳气,达到治疗疾病、维护健康的目的。

(五)《颅囟经》的小儿"纯阳"观点

《颅囟经》,亦称《师巫颅囟经》,其记载可见于《宋史·艺文志》,而现存最早的版本为清代刊刻,实则是从明代《永乐大典》中辑录所得。此书虽未明确标注作者姓名及确切成书年代,却在《脉法》篇章中首次提出了小儿"纯阳"的独特观念,即"凡孩子三岁以

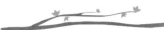

下,呼为纯阳,元气未散"。这一理论在后世医学界被广泛探讨,现代医家普遍将"纯阳"解读为小儿生命力极其旺盛,展现出一种蓬勃向上的生机与快速发育的态势。

"纯阳之体"的概念,深刻概括了小儿生理现象的两大特点:一是其内在生机极为充沛,二是生长发育速度惊人。同时,也隐含了小儿体质上的一种不均衡性,即相对于"稚阴"稍显不足,"稚阳"则占据主导地位。南阳黄氏小儿推拿学派秉承此理念,强调正因小儿拥有这份难能可贵的"纯阳"体质,我们才应倍加珍视与保护其体内的阳气。精心呵护小儿的阳气,实质上就是在维护他们那如朝阳般灿烂的生命力,促进其健康成长,让蓬勃的生机得以延续。

(六)陈文中《小儿痘疹方论》《小儿病源方论》立论元阳为本,擅用温补扶正

陈文中,字文秀,南宋儿科名医,以其《小儿痘疹方论》一卷与《小儿病源方论》四卷闻名于世。他独树一帜地倡导以元阳为本的儿科治疗理念,并擅长运用温补之法扶正祛邪。明代刘凤《幼幼新书·序》说:"宋以来吴之专家者,曰陈曰钱二氏,陈以热,钱以凉,故有火与水喻者。"陈文中与钱乙分别创立了儿科温、凉两大学派,他们的学术观点对于中医儿科学的完善和发展有着深刻的影响。

1. 立论元阳为本　自《颅囟经》提出"凡孩子三岁以下,呼为纯阳,元气未散",钱乙、董汲宗其说,补益重养阴,祛邪携寒凉。陈文中并未盲目追随前人如钱乙、董汲等侧重养阴祛邪的思路,而是鲜明地提出了元阳为本、病当固养的学术观点。

陈氏强调小儿脏腑娇嫩、阳气易虚的体质特性。《小儿病源方论·惊风门》说:"夫小儿脏腑娇嫩,皮骨软弱,血气未平,精神未定,言语未正,经络如丝,脉息如毫"。《小儿病源方论·养子真读》又说:"小儿一周之内,皮毛、肌肉、筋骨、髓脑、五脏、六腑、荣卫、气血皆未坚固。譬如草木茸芽之状。"小儿处于生长发育时期,全赖阳气之温煦。《小儿病源方论》提出:"盖真气者,元阳也……无病者在于福养如法,调护正气。"有病时更应重视"固养元阳"。

陈氏分析小儿阳气不足的产生原因,有先天、后天两方面。先天因"胎受软弱",后天因"不见风日",因而"如阴地中草木,少有坚实者也"。由此提出,后天调护以固护脾肾,防止阳气受戕。《小儿病源方论·养子真诀》提出小儿护养的措施:吃热、吃软、吃少,则不病;吃冷、吃硬、吃多,则生病。"养子十法"中指出小儿背要暖、肚要暖、足要暖、脾胃要温等,都是为防损伤小儿脾肾阳气而采取的措施。他反对当时不少儿科医生妄施牛黄、轻粉、朱砂、黄连等寒凉伤阳损气之品,认为"药性既温则固养元阳,冷则败伤真气"。这种强调固养小儿元阳的观点,体现在陈氏所论小儿生理特点、病理表现、无病时护养、患病后治疗的各个环节之中。

2. 善用温补扶正　陈文中在儿科治疗学方面的显著特色是擅用温补扶正。他在多种病症及疾病的不同阶段,只要有阳气不足见证,辄即施之,无论是痘疹类外感热病,或是泄泻、慢惊风等内伤杂病,均以固护阳气为要务。

一身正气以元阳为根。温补扶正首在壮其元阳。陈氏以八味地黄丸主治禀赋命门火衰、病久元气耗损诸证。此方即金匮肾气丸,钱乙用治肾虚曾去附子、桂枝而为地黄

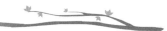

丸,陈氏复其原貌以温元阳,一减一增,两家观点泾渭分明。即使对于禀赋肾阴不足,或吐泻久病津液亏损者,陈氏亦宗"无阳则阴无以生"之意,应用加减八味丸,于大抵滋阴补肾之品中伍肉桂一味鼓舞阳气。

《小儿病源方论·辨子真诀》指出"小儿冷证"的特点是"面㿠白,黄色,腹虚胀,呕乳奶,眼球青,脉微沉,足胫冷。"包括了五脏虚寒之象,而以元阳虚衰为本。在治法上除八味地黄丸温壮元阳之外,又有多种变法:如脾肾阳衰,腹胀足冷之二圣丸;阳气不温,肠滑泄泻之肉豆蔻丸;下元虚冷,风痰气逆之油球膏;肾元不足,寒痰壅塞之芎芷散等。他特别重视先后天之间的相互依存关系,重视脾肾并治,立补脾益真汤,温阳、理气、助运、涤痰、祛风于一炉;又按渴、泻、呕吐、腹痛、腹胀、咳嗽、痰喘、足冷、气逆不下、恶风自汗等不同见症随证加减,广泛用于多种虚寒证候的治疗。

陈氏倡小儿太阴不足之说,《小儿病源方论·养子真诀》根据脾的生理特性和临床证候特点,明确提出"脾土宜温,不可不知也"。用四君子汤、五味异功散、补中益气汤等温脾益气健运之方治疗不思乳食、饮食停滞、泄泻呕吐等病证。对脾虚及肾患儿,则补脾之外助以温肾,如十一、十二味异功能,均取肉桂、诃子、肉豆蔻、附子之类温擢阳气。介绍扬州安通判子慢惊风案,府判曰:"小儿纯阳,热即生风,何敢服附子、硫黄。"文中曰:"若与朱砂、脑潮等凉剂,断然不救……当温养正气,气盛则寒痰清,腹中不响,其摇自止。"先服油珠膏,后以补脾益真汤而愈。

陈氏治疗小儿童疹等时行热病,亦以擅取温补救急见长。他列举症疮应用温托的指征:不光泽,不红活,不起发,不充满,不结赢,不成瘾,而捧塌烦躁喘渴;宜解太过,误食生冷,中寒泄泻,倦怠少食,足趾逆冷等证者。他比喻道:"大抵遇春而生发,至夏而长成,乃阳气薰蒸,故得生成者也",故"表里俱实者,其疮易出易雁,表里俱虚者反是"。他常用参芪内托散、木香散、异功散等方扶正托毒,《小儿痘疹方论》一书中列举了他以温补托毒法治愈痘疮逆证的多宗验案。

陈氏论痘疹证治多言温托颇招非议,如朱震亨评曰:"陈氏方诚一偏论……多用桂、附、丁香等燥热,恐未为适中也。"其实,陈氏治痘并非仅此一法,他对热毒炽盛而阳气未衰者,仍辨证分别施以消毒散、解毒汤、犀角地黄汤、大连翘饮、凉膈散等清热解毒方。他论痘侧重温补托里,是补充了钱乙、董汲惟用寒凉之不足,使痘疮治法趋于完备。

此外,陈氏还善于权衡邪正关系,灵活运用祛邪与安正并进、温补与清凉兼施的方法,来处理虚实兼夹的病症。他对于以邪盛为主的证候,于逐邪之中不忘顾护正气,体现了其治疗思想的全面性与灵活性。如治斑疹稠密,身热不退者,以清热解毒药为主,配以黄芪、当归顾护气血。邪正交争之际,辨别虚实轻重,灵活地采用寒温相伍的治法,如治痘泄热,经日不止者,用柴胡麦门冬散,取柴胡、龙胆草清热解毒,玄参、麦门冬凉营护阴,人参、甘草益气扶元,清中寓补,祛邪安正。热病后期,余邪未灭,正气耗伤,则以扶元复阴为主,佐以清解余邪。如治痘疮已靥,身热不退者,辨其证属气耗津劫,则用人参白术散,在扶脾益胃之中稍佐轻宣散热之品。

综上所述,陈文中以元阳不足为核心论点,以温补扶正为治疗特色,不仅丰富和发展

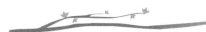

了中医儿科理论,也为后世医者提供了宝贵的临床经验和启示。

(七)吴瑭《温病条辨》稚阴稚阳理念

吴瑭(1736—1836 年),字鞠通,江苏淮阴人。吴瑭在全面传承吴又可、叶天士的温病学说的基础上加以发挥,建立了三焦辨证体系,是一代温病大家。同时,他在儿科方面亦卓有成就。吴鞠通在《温病条辨·解儿难·俗传儿科为纯阳辨》中鲜明地提出:"古称小儿纯阳,此丹灶家言,谓其未曾破身耳,非盛阳之谓。小儿稚阳未充、雅阴未长者也。"认为男子 16 ~ 24 岁,女子 14 ~ 21 岁,才能"阴气长而阳亦充",在此之前,阴、阳都处于脏微不足状态,即小儿物质基础均未健全、功能活动均未成熟,这是小儿最基本的生理特点。基于小儿生理特点的认识,吴鞠通提出在治疗小儿疾病时,应特别注重固护阳气,避免使用过于寒凉或攻伐的药物,以免损伤小儿稚嫩的阳气。

四、"从寒辨证"和"从寒论治"的辨证论治观

从对小儿之"纯阳"和"稚阳"的认识角度,黄氏小儿推拿流派诞生了"小儿病多因阳虚"的辨证论治观念。中医认为"正气内存,邪不可干",黄氏小儿推拿流派就是站在小儿体质的角度看待儿童疾患,认为小儿百病皆"正气弱、阳气虚、因寒而生",尤其在对待很多看似是"火热病症"时,也采用了"从寒辨证"和"从寒论治"的方法,把"匡扶正气"和"补充阳气"作为了临床施术的总原则和总治则。

(一)黄氏小儿推拿流派"从寒辨证"的健康观

《黄帝内经》中说"阳气者……失其所,则折寿而不彰"。黄氏小儿推拿流派所谓的"从寒辨证"是认为一切导致人体脏腑功能异常的原因都被称为"寒",相对于中医"六淫"中狭义的"寒邪",黄氏小儿推拿流派将"外感、内伤和五志过极"等一切能够导致脏腑功能失调、影响身体机能正常"彰显"的因素都归纳进了这广义的"寒"的因素中。而所谓的"火(阳)"邪,无非就是在这广义的"寒"的各种因素影响下造成的"脏腑功能不调、气机郁滞、经络瘀堵、五志过极"所产生的火(阳)邪,这是妄动的相火(阳)邪,即"病机十九条"中与病理过程有关的火(阳)的问题,而非执行脏腑生理功能的火(阳)。总而言之,该流派认为只有在生理功能的火(阳)不足时,人体才会生病。

例如,小儿的心阳不足,就会出现心悸、气短、面色苍白、四肢厥冷、心情烦躁等症状;小儿的肝阳不足,就会出现眼睛干涩、视力模糊、近视、头晕头痛、筋骨酸软、爱发脾气等症状;小儿的脾阳不足,就会出现食欲不振、消化不良、腹胀腹泻、面色萎黄等症状;小儿的肺阳不足,就会出现喘息气促、咳嗽痰多、易感冒发热、皮肤干燥等症状;小儿的肾阳不足,就会出现尿频尿急、遗尿失禁、腰膝酸软、发育迟缓、四肢不温等症状。所以,"从寒辨证"是黄氏小儿推拿流派基于其独特的健康观而形成的辨证思维方式,是从健康的角度来寻找疾病产生的本源。

(二)黄氏小儿推拿流派"从寒论治"的调护观

根据"从寒辨证"的思维角度,黄氏小儿推拿流派的"从寒论治"的目的有两点:一是

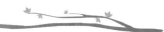

将脏腑生理功能之阳补充好;二是帮助各个脏腑把生理功能之阳使用好并保护好。小儿为"稚阴稚阳之体",阳气虽显,实则稚嫩。阳气是人体生命活动的根本动力,是维持人体正常机能和抵御外邪侵袭的重要因素。如果阳气不足或受损,就会导致人体机能下降,抵抗力减弱,容易患上各种疾病。而小儿由于脏腑器官发育不完善,经络未通,气血运行不畅,若失去了足够阳气的保护,就会更容易受到外邪的侵害。如果长期生活在寒凉的环境中,或者经常摄入寒性的食物和药物,就会使小儿阳气受损,从而影响其生长发育和健康状况。黄氏小儿推拿流派就是根据这种"小儿本虚"的观点,提出在小儿疾病治疗和调护中要注意"规避寒凉、善用温补"的治疗原则。

例如,当小儿出现"上火"的症状时,认为这是小儿的脾胃虚寒或下元亏虚,导致体内寒邪盛,经络不畅,气血瘀滞。因此,治疗时应该先温补脾胃或下元,驱散脏腑里面寒邪的因素,充实经络里的气血并使其通畅,才能真正彻底地消除"上火"的症状。同样,当小儿发热时,认为这是小儿自身的修复功能在发挥作用,但是由于小儿的能量不足,才会出现发热的现象。因此,治疗时应该给小儿补充能量,而不应该单纯地用退热药、寒凉疗法或物理降温进行退热。这些"将脏腑生理功能之阳补充好"的方法,都是充分利用了小儿生理之阳所产生出的足够的调节能力和修复能力,用以治疗小儿疾患。

而"帮助各个脏腑把生理功能之阳使用好并保护好"的意义是,如果我们能够呵护小儿纯阳之体,正确地帮助小儿在饮食、作息、体育锻炼、生活环境、药物等方面合理地规避"寒凉"和补益"能量",让他们的阳气充盛而不受外邪的侵害,就会给他们带来很多身体和成长方面的益处。例如,小儿的心阳充盛,他们就会心功能强健,血液循环良好,面色红润,四肢温暖;小儿的肝阳充盛,他们就会眼睛明亮,视力清晰,头脑灵活,筋骨强健;小儿的脾阳充盛,他们就会食欲旺盛,消化吸收良好,腹部舒适,面色光泽;小儿的肺阳充盛,他们就会呼吸顺畅,感冒咳嗽减少,抵抗力强大,皮肤润泽;小儿的肾阳充盛,他们就会尿量正常,遗尿消失,骨骼坚实,腰膝有力,发育健全。这些益处不仅会让他们的身心健康得到保障,还会让他们的成长与发育更加顺利。

第二节 以"健脾和胃"为中心的施术方针

一、脾胃为后天之本,气血生化之源

《素问·至真要大论》曰:"谨察阴阳所在而调之,以平为期。"《灵枢·玉版》曰:"胃者,水谷气血之海也。"《素问·平人气象论》载:"人无胃气曰逆,逆者死""人以水谷为本,故人绝水谷则死"。《灵枢·海论》载:"胃为水谷之海……冲脉为十二经之海""膻中者,为气之海""脑为髓之海"。李杲曰:"肠胃乃伤,百病由生""治脾胃以安五脏"。《厘正按摩要术》载:"人以胃气为本。"

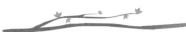

小儿的脾胃是后天之本,是气血生化之源,五脏六腑都赖其滋养。肾为先天之本,肾内存储元阴元阳,肾中元气依赖脾胃水谷之气滋养。肺主一身之气。无论肾中阴阳的发育生长,还是肺气的充实,均需依靠后天之本脾土的滋养。肾阳为脾阳之源,小儿肾常不足,故脾亦常不足。此外,脾土和肺金是母子的关系,故脾常不足,也形成肺常不足。总的来说,脾胃与肝的关系是疏泄与运化,脾胃与心的关系是统血与生血,脾胃与肺的关系是输布与生成,脾胃与肾的关系是代谢与先后天之间的交相辉映。小儿的脾胃功能正常,才能保证小儿五脏的功能正常,维持小儿的生长发育,增强小儿的抵抗力。

二、脾胃主导周身气机的升降出入

气的升降运动是人体进行新陈代谢,维持生命活动的基本形式,故《素问·六微旨大论》曰:"是以升降出入,无器不有。"即寓意凡物之成形者,皆有气化活动存乎其中,升降出入则是气化活动表现的基本形式。人体脏腑经络、气血津液、营卫阴阳、四肢百骸、五官九窍,无不依赖气机之升降出入发挥作用。人体气机升降出入正常,则"五脏元真通畅,人即安和";反之,气机升降出入失常,人体即会"百病丛生"。

脾胃为气机升降之枢纽,脾胃同居中焦,胃主受纳,脾主运化。脾宜升则健,胃宜降则和,此一升一降含有相交的意味,若阳自阳,阴自阴,则升者不降,降者不升。《素问·经脉别论》:"饮入于胃,游溢精气,上输于脾,脾气散精……水精四布,五精并行。"《景岳全书·饮食门》说:"胃司受纳,脾司运化,一纳一运,化生精气。"黄元御认为:"脾升则肾肝亦升,故水木不郁,胃降则心肺亦降,金火不滞。中气者,升降金木之轴,道家谓之黄婆,婴儿姹女之交,非媒不得。"李东垣《天地阴阳生杀之理在升降沉浮之间论》曰:"盖胃为水谷之海,饮食入胃,而精气先输脾归肺,上行春夏之令,以滋养周身,乃清气为天者也;升已而下输膀胱,行秋冬之令,为传化糟粕,转味而出,乃浊音为地者也。"可见脾胃健运,升则上输心肺,降则下归肝肾,才能维持"清阳出上窍,浊阴出下窍;清阳发腠理,浊阴走五脏;清阳实四肢,浊阴归六腑"的正常升降运动。

《幼科发挥·调理脾胃》曰:"人以脾胃为本,所当调理,小儿脾常不足,尤不可不调理也。"因此,黄氏小儿推拿流派在临症时尤其重视以"健脾和胃"为中心的施术方针,通过饮食调节、推拿手法、热敷、温灸等秘法,来调节脾胃的功能,使之脏腑气机升降协调,恢复脏腑阴阳气血平衡,从而达到治疗小儿各种疾病的目的。

第三节　养阴清热,规避寒凉

万全在《育婴家秘》中提出,小儿"肺常不足""脾常不足""肾常虚""肝常有余""心常有余"。张景岳在《景岳全书》中提出,小儿"阳非有余,阴常不足"。吴鞠通在《温病条辨·解儿难》中指出"小儿稚阳未充,稚阴未长"。清代浙江医家冯兆张认为,"小儿之阳

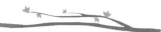

实为虚阳,本为天癸未至,肾阴不足所致"。人体五脏属阴,小儿的脏腑发育离不开"阴"的不断增长和充实。"孤阳不生,孤阴不长",只有阴平阳秘,阴阳调和,小儿身心发育才能顺利和正常。

黄氏小儿推拿流派认为,小儿本虚,若有阳亢,或有实邪,皆因阴弱而已,治当以滋阴为宜,慎用苦寒之品,以免伤及阳气。因此,黄氏小儿推拿流派重视温"阳"的同时,也重视对"阴"的滋养。当临床上遇到"阳亢""邪实"的病症时,在治疗上仍遵从"阴阳平衡"的原则,将补"阴"作为治则,"平阳亢,祛实邪",以达到清热祛实的治疗效果,而不使用寒凉属性的清热疗法。

"养阴清热"作为临床治则和治法,主要体现在治疗小儿热病时注重对脾肾的滋养。例如,当小儿心火炽盛时,施以健脾和胃、滋补肾阴之法,使其心肾相交,达到"水火既济"去除心热的目的;当小儿出现肝阳上亢、肝火上炎之证时,施以健脾气、滋肾阴之法,使其肝气调达,达到"滋水涵木"平定肝阳的目的。因此,黄氏小儿推拿流派落实"养阴清热"的治法主要在以下三个方面:①小儿特定穴选配上,在运用温阳穴位和疗法的同时,常配伍补脾经、补肾经、清天河、运内劳宫等有滋补脏腑之阴功效的穴位。②饮食调配上,在运用温阳食材作为汤茶饮剂的同时,常配伍山药、莲藕、蜂蜜、茯苓、枸杞子、菟丝子、山茱萸、麦冬、大枣等有滋补肺脾肾之阴功效的食物。③由于人体筋结的濡润跟阴血(包含津液与营气)有着密切关系,黄氏小儿推拿流派尤为重视筋结推拿在儿科临床中的运用。

第四节　注重阴阳调和,避免矫枉过正

阴阳学说是中医理论的核心内容,也是黄氏小儿推拿流派立论的核心与基础。《素问·生气通天论》曰:"阴平阳秘,精神乃治。阴阳离决,精气乃绝。"黄氏小儿推拿流派不是一味地补阳或养阴,而是根据小儿的体质和具体病情,灵活运用温阳和养阴手段,使阴阳之气达到平衡。例如,当小儿出现阳虚寒证时,重在补阳,辅以滋阴,因为阴能生阳,阴阳相互依存;当小儿出现阴虚火旺时,重在滋阴,辅以温阳,因为阴能制阳,阴阳相互制约。

此外,黄氏小儿推拿流派还提出"病时重温阳,平时注养阴"的调护理念,将提高和强健小儿的体质作为最终目标,认为合理的饮食喂养和生活作息是增强小儿体质的重要方法。强调小儿平时喂养时要注重饮食的全面搭配,少吃甜食、冷食和寒凉性质的食物,多吃能够强健脾胃、滋养肝肾之阴的食物,例如姜枣茶、炒面糊、山药、应季果蔬等,以达到滋养五脏、健脾胃、补气血的效果。同时强调起居如法,要根据小儿的生活习惯、睡眠质量、活动量、情绪状态等因素,安排适合的起居时间、地点、方式,以达到调节阴阳、安神定志、舒筋活络、消除疲劳的效果。一般来说,小儿要保证充足的睡眠时间,避免过度的劳累和兴奋,注意保暖和防寒,适当进行户外活动和体育锻炼。

第三章
儿科基础知识

第一节　小儿年龄的分期

　　古医籍对小儿年龄的分期,各有其不同的标准和意义。《医学正传》和《寿世保元》对小儿年龄的分期较细,比较符合于临床,也和西医的年龄分期相近。为了便于了解小儿时期的特征和满足医疗保健工作的需要,现将小儿年龄划分为如下6个年龄期。

一、初生儿期

　　自出生至1个月。此期的特点:胎儿从母腹之内到母腹之外,是一个很大的转变,他们必须克服种种困难,以适应新的生活环境。这个时期的死亡率超过任何一个时期,在过去死于脐风者甚多,所以必须施用新法接生,严密消毒。特别要注意寒温的调护和合理的哺乳,以减少或避免外邪的侵袭和乳食内伤而引起的各种初生儿疾病。尤其在断脐、洗浴、包扎时,要避免受凉,以预防高热、惊风、肺炎和脐部疾患等。一旦有了疾病,必须及时诊治,以免贻误病机,在遣方用药上也要特别小心谨慎。

二、婴儿期(乳儿期)

　　出生1个月至1周岁。本期婴儿的生长发育迅速,如体重增加到出生时的3倍,身长增加到出生时的1.5倍。由于生长发育迅速,所需的饮食营养也相对多些。但由于婴儿的肠胃娇嫩,运化力弱,如不注意合理喂养,则易于停食而发生积滞、呕吐、泄泻,乃至酿成慢惊、疳积等证;同时由于脑髓、神志发育不全,神气怯弱,易受惊恐,不耐高热而致急惊抽搐等症。此外,6个月以上的婴儿,由于在母体所获得的先天禀赋力逐渐减弱,因而对时疫疠气的急性传染病也易于感染,故本期为患病较多的年龄段,应当尽力做好预防接种,避免或减少传染病的发生。

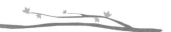

三、幼儿期

1～3岁。此期也是发病率较高的年龄。主要特点:幼儿生长发育较婴儿为缓,智力逐渐发育,生活范围逐渐扩大,与成人及周围其他小儿接触,很容易感染传染病。这时正是断乳而增添其他食物的时候,如增添辅食不当,或不合理的断乳和喂养,也易引起乳食积滞而发生呕吐、泄泻,甚至造成慢惊、疳积等证,因此必须做好宣教工作,杜绝这些疾病的发生。

四、幼童期

3～6岁。此期由于自身的抗病能力逐渐增强,因而发病也相对减少,但某些疾病如水痘、紫癜、肾炎、哮喘等容易发生。体格发育相对减慢,而智力发育则相对增快,与外界环境的接触日益增多,知识面逐渐增长,模仿兴趣高,好奇心强,常常不知利害而发生意外。此期如不注意教育,最容易养成不良习惯,特别要加强卫生教育,预防各种寄生虫病的传染。因此,一切幼童保健机构和幼托机构,尤其是家长,都必须积极地进行合理教养,以保障儿童的身心健康。

五、龆龀期

6～8岁。龆龀期,即小儿开始换牙齿的时期。《素问·上古天真论》说:"女子七岁肾气盛,齿更发长……丈夫八岁肾气实,发长齿更。"小儿到七八岁时即开始换牙齿,这时要教育孩子保护好牙齿。乳牙脱落,恒牙生长,是正常的生理现象,不必惊讶。恒牙萌出时,不要用舌头去舐,以免牙齿外翘。《素问·灵兰秘典论》说:"肾者作强之官,伎巧出焉。"小儿的肾气常虚,到了七八岁时,肾气开始盛实,智力开发,具有一定系统学习知识的能力,这时即跨进小学的大门。在初入小学时,一定要注意看书、写字的姿势,以免影响体格的发育,特别是要保护视力。入学之后,虽然随着年龄的增长,抗病能力不断增强,但如果不注意,也易感染一些传染病,这是应当警惕的。

六、童稚期

8～15岁。8岁以上,15岁以下,谓之童子。此期小儿的机体各脏器和智力发育都渐趋完善,对自然、社会现象的求知欲望迫切。因此,必须加强思想和品德的教育,使其在德、智、体诸方面都得到良好的发展。另外,此期的发育渐趋完善而接近成人,对各种传染病也有一定的抵抗力,儿科疾病的发生也逐渐减少,但骨骼、泌尿、生殖等系统的病症又相应增多了,如女子的月经不调、男子的遗精、盗汗逐渐出现。到了15岁以上,则属内科、妇科诊治范围,儿科的保健工作也就算完成了。

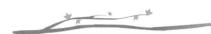

第二节　小儿的生长发育

自妊娠开始到出生,由出生到成年,小儿都在不断地生长与发育。其生长发育有一定的规律,如不能按规律依期发育者则为病态。如小儿出生后7个月能独坐,8个月生牙齿,1岁能行走,这是一般正常发育规律。若超出一般规律的年龄在半年以上者就算病态。例如一般小儿1岁左右即能行立,但如果1岁半至2岁都不能行立者,或年满1岁,牙齿不生,或只生两颗门牙者,那就属于五迟、五软之类。

一、胎儿的发育

古人认为男女媾精受孕之时即开始了胚胎发育。《外台秘要》和《小儿卫生总微论方》记载:小儿初受气,在娠一月作胚,二月作胎,三月形象成,四月男女分,五月胎能动,六月筋骨全,七月毛发生,八月脏腑具,九月谷气入胃,十月足而生。这是古人所说的胎儿发育的全过程,和西医所谓"一月初具胎形,二月头面显现,三月骨架形成,四月男女可辨,五月毛发萌生,六月呼吸运动,七月眼裂分明,九月渐趋成熟,十月跃跃欲生"的胎儿发育过程基本是一致的。这说明古人对胎儿发育的观察是十分细致的。胎儿发育所需物质是由母体的气血来供养的,因此,胎儿发育的好坏,和母体健康与否有极大的关系。至于胚胎的发育,或成男,或成女,前人也有一些推测,如《妇人良方大全·胎教论》说:"按东垣、丹溪云,精胜其血,则阳为之主,受气于左子宫而男形成;精不胜血,则阴为之主,受气于右子宫而女形成,此二先生之确论也。"此段记载的意思,是以李东垣、朱丹溪两家之言为依据,通过自己的实践,笔之于书,且为这一理论下了肯定的结论。这里所说的左右子宫,并非实有两个子宫,而是一种左右受气之说,切勿误解。

二、体格的发育

小儿体格发育的规律和过程,历代医家通过实践观察,总结了不少的经验。如唐代孙思邈的《千金要方》说:"凡生后六十日瞳子成,能咳笑应和人;百日任脉成,能自反覆;一百八十日尻骨成,能独坐;二百一十日掌骨成,能匍匐;三百日髌骨成,能独立;三百六十日膝骨成,能行。此其定法,若不能依期者,必有不平之处。"这就明确指出,如果不能按正常日期发育者,则为病态。小儿的体格发育是否正常,可从如下几方面测知。

(一)体重

体重是检测小儿体格生长发育的重要指标。体重是小儿机体量的总和。测量应在空腹、排空大小便、仅穿单衣的情况下进行。

新生儿体重均值男为3.21 kg,女为3.12 kg。出生后头3个月增长约1倍,平均每月

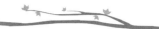

增长约 1 kg,前半年平均每月增长约 0.7 kg,后半年平均每月增长约 0.5 kg。1 周岁以后,平均每年增加约 2 kg。体重可以反映小儿体格发育情况和衡量小儿营养状况,并作为临床诊疗用药的依据。体重增长过快常见于肥胖症、巨人症;体重低于均值 2 个标准差以上者为营养不良。

临床常用以下公式来推算小儿体重:

1~6 个月	体重(kg)= 3+0.7×月龄
7~12 个月	体重(kg)= 6+0.5×(月龄-6)
2~12 岁	体重(kg)= 8+2×年龄

(二)身长

身长是指从头顶至脚底的垂直长度。一般 3 岁以下小儿量卧位时身长;3 岁以上小儿测量身高。测量身高时,应脱鞋、去袜、脱帽,取立正姿势,两眼正视前方,两臂自然下垂,胸部挺直,枕、背、臀、足跟均紧贴测量尺。

新生儿身长均值为男 50.2 cm,女 49.6 cm。1 周岁内以逐月减慢的速度共增加约 25 cm,一般前半年每月增长约 2.5 cm,6 个月时身长约 65 cm;后半年每月增长约 1.5 cm,1 周岁时身长约为 75 cm。第 2 年全年增长约 10 cm。2 周岁时身长约为 85 cm。2 周岁后至青春期前,每年增加约 7 cm。身长可以反映机体骨骼发育状况,身高低于均值 2 个标准差以上者,应考虑侏儒症、克汀病或营养不良等。

临床常用以下公式来推算小儿身长:

1~6 个月	身长(cm)= 50+2.5×月龄
7~12 个月	身长(cm)= 65+1.5×(月龄-6)
2 周岁以上	身长(cm)= 85+7×(年龄-2)

此外,还有上部量和下部量的测定。以耻骨联合为分界线,将人体的身长分为上、下两部分。从头顶至耻骨联合上缘的长度为上部量,自耻骨联合上缘至足底的长度为下部量。上部量与脊柱增长关系密切,下部量与下肢长骨的生长关系密切。上、下部量的比例随着儿童年龄增长而减小。12 岁以前上部量大于下部量,12 岁以后下部量大于上部量。

(三)头围

头围的大小与脑的发育有关。测量头围时让被测者取立位、坐位或仰卧位,测量者立于或坐于被测者前方或后方,用左手拇指将软尺零点固定于头部右侧齐眉弓上缘处,软尺从头部右侧绕过枕骨粗隆最高处后回至零点,读取测量值。测量时被测者应脱帽,长发者应将头发在软尺经过处上下分开。软尺应紧贴皮肤,左右对称,松紧适中。

初生儿的头围大约为 34 cm,半岁以前增长 9~10 cm,6 个月~1 岁时增长 2~3 cm,1 岁时的头围大约为 45 cm,5 岁时约为 50 cm。如超出这个范围,头部膨大者,多是解颅之征。

(四)囟门

囟门分前囟和后囟。前囟为顶骨和额骨边缘形成的菱形间隙,出生时的正常标准斜

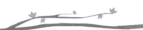

径为 1.5~2 cm,在 12~18 个月时闭合;后囟为顶骨与枕骨边缘形成的三角形间隙,在出生时已闭合或很小,最迟在出生后 6~8 周完全闭合。囟门早闭或头过小,见于小头畸形;迟闭、过大见于佝偻病、先天性甲状腺功能减退症等;饱满甚至隆起常提示颅内压增高,见于脑积水、脑炎、脑肿瘤等;而凹陷则见于极度消瘦或脱水。

(五)牙齿

出生后 6~8 个月生牙(亦有比这更早者)。生牙的顺序:下一对中切牙(即门牙,先生上门牙者亦不少),上一对中切牙,上两侧侧切牙,下两侧侧切牙(1 岁),第一乳磨牙(1 岁后),尖牙(1 岁半),第二乳磨牙(2 岁),2 岁半时 20 个乳牙全部长齐。12 岁以后长出第二恒磨牙,12~15 岁长满 28 个恒牙,24~28 岁时长智齿(即第三磨牙),共为 32 个牙齿。

$$牙齿数 = 月龄 - 4(或 6)$$

(六)动作发育

小儿动作发育的规律一般是由上而下,由开始时的不协调到协调,由粗动作到精细动作等。1~36 个月粗动作大致表现为 1 月伸,2 月抬,4 月翻,6 月坐,7 月爬,10 月立,1 岁走,2 岁爬楼,3 岁跳。

小儿精细动作的发育主要表现在手指上。5 个月时眼手动作协调,并可用手握物;9~10 个月时可用拇指和示指拈取细小物件;约 15 个月时会堆叠积木;18 个月会叠积木 5~6 块;24 个月会叠积木 6~10 块;36 个月会叠积木 12 块。

小儿的动作发育,可以概括为下面一首歌诀:

一仰二竖三抬头,四月扶坐五抓索。

六月翻身七自坐,八九会立十爬摸。

一岁学走用汤匙,两岁能跑三爬坡。

四岁自能穿衣裳,五会跳跃七劳作。

小儿体格的发育、身材的高矮,与父母的遗传、先天禀赋,以及后天营养、过早或不适当的劳动都有一定的关系。

三、智力的发育

小儿的心神智力自初生至成年都在不断地发育。其智力的增长也是有一定的规律和过程的。智力的发育,除了与年龄有关外,常常与教育有着密切的关系。正如《小儿卫生总微论方》说:"凡儿生六十日,目瞳子成,能识人……乳母常须依时按节,续续教引,使儿能会,此是定法也。"

一般小儿智力发育的规律:1 个月内好睡,每天除了吮乳以外多是睡眠;2 个月时则有喜悦微笑之貌;3、4 个月则似乎认得出谁是他的母亲;5、6 个月时见到妈妈即可伸手欲求抚抱之意;7、8 个月时常常无意识地叫出"妈妈"的声音;10 个月左右即开始学说话,常常能说出一个单词;到了 1 岁的时候,则可对他喜爱的或不喜爱的做出好恶的表示;1 岁

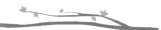

半左右孩子的模仿兴趣很高,见到大人做什么,他也要跟着去做;到了 2 岁时,解大小便知道呼唤大人;3 岁时会说一般简单的语言;4、5 岁时则可以识字和数 100 以内的数目;7 岁左右时一般可以上小学学习文化知识。

上述一般小儿智力发育概况,可以归纳为下面一首歌诀:

一月好睡二微笑,三四似认妈妈貌;

五六见人欲抚抱,七八常将妈妈叫;

九十学语开心窍,一岁能表憎与好;

岁半模仿兴趣高,两岁会报屎与尿;

三岁简语五歌唱,七岁识字上学校。

第三节　小儿的解剖与生理、病理

一、小儿的解剖与生理

小儿的内脏器官和成人有所不同,其主要表现在解剖和生理两个方面。

(一)循环系统

1. 心脏的大小和位置　小儿的心脏所占身体比例比成人心脏相对大些,因为心脏在最初 1~2 年内发育最快,以后逐渐变慢。小儿心脏的位置较成人高,呈横位,随着年龄的增长,位置逐渐降低;心尖的搏动大多在第 4 肋间,左侧乳线向外一点。

2. 小儿心率　小儿的心率较成人为快,随着年龄的增大,心率逐渐减慢,到 14 岁才接近成人的心率。

3. 血压　年龄愈小,血压愈低。一般收缩压不低于 75 mmHg(9.9 kPa),不能超过 120 mmHg(16.0 kPa),舒张压不得超过 80 mmHg(10.7 kPa)。1 岁以上小儿的正常血压,可用下列公式计算:

$$收缩压(mmHg)=80+2×年龄$$
$$舒张压(mmHg)=收缩压×(1/2~2/3)$$

(二)呼吸系统

小儿易患感冒、肺炎等呼吸道感染疾病,和呼吸系统的解剖生理特点有关。

1. 小儿整个呼吸道(鼻腔、咽喉、气管、支气管)比成人狭小,而且黏膜下的血管和淋巴管都很丰富,发炎时黏膜容易肿胀,易使狭小的管腔阻塞,如新生儿和婴幼儿患感冒,最易发生鼻塞;患气管炎、肺炎时,鼻翕、气促、发绀等呼吸困难症状特别明显。

2. 小儿的肺泡较少,肺的含气量亦少。此外,小儿新陈代谢旺盛,需氧量大,所以每分钟呼吸次数因生理性代偿而增多。年龄愈小,呼吸愈快。新生儿 40~45 次/min,1 岁

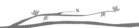

以内小儿 30～40 次/min,1～3 岁小儿 25～30 次/min,4～7 岁小儿 20～25 次/min,8～14 岁小儿 18～20 次/min。

(三)消化系统

1. 小儿 3～6 个月间唾液分泌由少到多,此时可出现生理性流涎。

2. 新生儿及乳儿胃呈水平位,贲门肌肉松弛,幽门肌肉紧张,空气容易进入胃内,易溢乳和呕吐。

3. 小儿体内各种消化液中的消化酶活力较低,消化道的功能也不稳定,如饮食不当,容易造成消化不良。所以,万全有"脾常不足"的论述。

4. 小儿的肝所占比例相对较成人大,7 岁以内的小儿肝在右侧肋缘下 1.5 cm 以内,质地柔软,表面光滑,边缘较锐利,无压痛者属正常。

5. 小儿的肠所占比例相对较成人大,肠系膜也长,容易发生套叠和扭转;直肠肌肉和肛门括约肌发育不全,故易脱肛。

6. 小儿肠壁的通透性较高,消化不全的产物和肠内毒素易透过肠壁进入血液,容易引起中毒和过敏现象。

(四)神经系统

新生儿的大脑皮质细胞分化不全,皮质功能较差,每次受到外界刺激后,易疲劳而进入抑制状态。因此,新生儿大部分时间都处于睡眠状态中。乳幼儿大脑皮质对皮质下中枢的控制能力较弱,故在睡熟时易惊;又因神经髓鞘形成不全,兴奋易扩散,因此,婴幼儿在高热时容易发生惊厥。

由于小儿锥体系发育不全,在 1～2 岁以内,巴宾斯基征阳性、膝反射亢进和腹壁反射不存在都没有临床意义。

(五)血液系统

各年龄阶段血液细胞计数是不同的。新生儿的红细胞和血红蛋白计数很高,以后逐渐下降,3～4 个月可能出现轻度的生理性贫血。2 岁以下的小儿,白细胞正常值比成人高,随着年龄的逐渐增加,白细胞正常值逐渐与成人一样。成人的白细胞正常参考值是 $(4～10)×10^9/L$,新生儿的白细胞正常参考值是 $(15～20)×10^9/L$,6 个月～2 岁小儿的白细胞正常参考值是 $(11～12)×10^9/L$。正常情况下,成年人外周血中中性粒细胞占白细胞总数的 50%～70%,淋巴细胞占白细胞总数的 20%～40%。而对于 6 岁以下的小儿,淋巴细胞占白细胞总数的 50%～70%,中性粒细胞占白细胞总数的 20%～40%。

二、小儿的生理特性

(一)脏腑娇嫩,形气未充

脏腑娇嫩,形气未充,是小儿生理特点之一,为历代医家所共认。如隋代《诸病源候论》说:"小儿脏腑娇弱。"《灵枢·逆顺肥瘦》篇说:"婴儿者,其肉脆,血少气弱。"宋代《小儿药证直诀》指出小儿"脏腑柔弱……骨气未成……成而未全……全而未壮"。以上论述

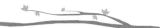

概括了小儿的生理特点,长期指导着临床实践。

所谓脏腑娇嫩,形气未充,是指小儿时期脏腑形体和生理功能都未臻成熟完善,和成人有较明显的区别,尤其在婴幼儿时期更为突出。例如,乳幼儿的骨气未成,牙齿未生,生而不全,咀嚼消磨乳食的功能极差,如哺养不当,则易停食而致脾胃功能障碍,引起呕吐、泄泻诸证。小儿气血未充,经脉未盛,肌肤柔嫩,脏腑精气不足,神气怯弱,卫外机能未固,易致外感内伤,若调护失宜,则易发生疾病。基于上述特点,冯楚瞻在《冯氏锦囊秘录》中首先提出"稚阳"的论点,继之吴鞠通又在《温病条辨·解儿难》中提出"稚阴"之说,认为小儿的生理特点是"稚阳未充,稚阴未长"。按照祖国医学理论体系中阴阳的含义,阴是指机体内精、髓、血脉、津液等有形物质,阳是指机体内的各种生理活动功能。小儿无论在阴或阳两个方面都未臻完善。

(二)生机蓬勃,发育迅速

生机蓬勃,发育迅速,是小儿生理的另一个特点。小儿虽然脏腑娇嫩,形气未充,但其正处于生长发育的过程中,有如旭日初升,草木方萌,年龄愈小,生长发育愈快。古代医家把这种长势称为"纯阳"。我国现存最早的一部儿科专书《颅囟经》中,首先提出了孩子3岁以下,呼为"纯阳"之说。所谓"纯阳",是说其生机蓬勃,发育旺盛,并不是说纯阳无阴之意,但因为小儿生命力弱,易受伤残,所以又称"稚阳"。由于小儿生长发育迅速,对水谷精气的需求量相对比成人多,所以相对地感到阴(营养物质等)的不足,这就叫作"稚阴"。把"纯阳"和"稚阴""稚阳"之说统一起来,可以概括为生机旺盛,不断发育,阳气有余,阴津不足,功能未备,形质娇弱。

三、小儿的病理特点

(一)发病容易,传变迅速

基于小儿机体形质不足、功能未备的生理特点,所以对疾病的抵抗力弱,加之小儿寒温不能自调、乳食不知自节,极易外感六淫、内伤饮食而发病。年龄愈小,发病率愈高。一旦发病,则在病理上表现为易虚易实,易寒易热,传变迅速,这是疾病的性质和小儿生理上的特点所决定的。因小儿易感六淫和疫毒疠气,所以急性热病特多。这也是小儿生理特点在病理上的反应。因小儿"稚阴未长",阴不足而阳相对有余,阳有余则外感六淫、疫毒疠气,均易化火,常呈壮热之势;同时小儿脏腑娇嫩,神气怯弱,邪易深入,内陷心包,故多惊厥、昏迷等症;小儿肝常有余,肾气常虚,真阴不足,柔不济刚,筋脉失养,则肝风易动,而致惊风抽搐,因而小儿患病之始,每见实热证候。然小儿还具有"稚阳未充"的另一个生理特点,所以小儿既有阳热易亢的一面,又有易转阴寒衰竭的一面。由于机体功能未臻完善,易亢亦易衰。例如急惊风发病急骤,壮热抽搐,邪火亢盛,而致肝风心火,交相煽动,实热证表现明显,但至邪正交争时,每致正不胜邪,正气易溃,而出现面色苍白、四肢清冷、脉细无力的虚证、寒证。且寒热虚实的变化比成人快,可以朝呈实热的阳证,而暮转虚寒的阴证;也可见邪实正虚的实热内闭转为虚寒外脱的危候。所以,对小

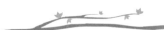

儿疾病的诊治,必须尽快明确诊断,治疗及时,注意防变,用药果敢审慎是极重要的。

(二)治疗得当,易趋康复

小儿疾病在病情发展的过程中,只要治疗得当,是容易康复的。这是由于小儿虽有易于感触、易于传播、易虚易实、易寒易热等不利因素,但也有脏气清灵,活力充沛,对药物的反应敏捷;病因单纯,且少劳损,更无色欲;忧思较少,精神乐观,病虽严重,很少悲观;生机旺盛,不断发育,病虽有损,修复力强等有利条件。加之神志安静,不动五志(喜、怒、忧、思、恐)之火,轻病可以不药而愈;即使重证,只要诊断无误,辨证准确,治疗及时,处理得当,用药合理,护理适宜,病程则比成人短。正如《景岳全书·小儿则》所说:"小儿之病……脏气清灵,随拨随应,但能确得其本而撮取之,则一药可愈。"

上述小儿的病理特点,根据古人的论述,可以归纳为"十易",即"易于感触,易于传播,易于伤阴,易虚易实,易寒易热,易饥易饱,修复力强,易于康复"。

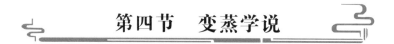

第四节　变蒸学说

变蒸学说是我国古代医家用来解释小儿生长发育规律的一种学说。古代医家认为小儿在婴幼儿时期,由于生长发育旺盛,其形体、神智都在不断地变异,蒸蒸日上,变者,变其情智,发其聪明;蒸者,蒸其血脉,长其百骸。这一学说最早见于西晋王叔和的《脉经》,后来被《诸病源候论》《备急千金要方》等多部医籍引用,并在《小儿药证直诀》等儿科专著中有专门论述。

一、变蒸的周期

古代医家认为,由于小儿生长发育旺盛,其形体、神智都在不断地变异,蒸蒸日上,逐渐向健全方向发展。变者,变其情智,发其聪明;蒸者,蒸其血脉,长其百骸。《古今图书集成·医部全录》注曰:"小儿变者变其情志,蒸者蒸其血脉……"《备急千金要方·少小婴孺方·序例第一》说:"小儿所以变蒸者,是荣其血脉,改其五脏。故一变竟辄觉情态有异。"可见变蒸是解释小儿生长发育规律的学说。《小儿药证直诀·变蒸》指出:"小儿在母腹中,乃生骨气,五脏六腑成而未全。自生之后,即长骨脉、五脏六腑之神智也。变者,易也。又生变蒸者,自内而长,自下而上,又身热,故以生之日后三十二日一变。变每毕,即情性有异于前,何者?长生腑脏智意故也。"《小儿卫生总微论方·变蒸论》中说:"由于肾为水,水数一,故为第一变,再变且蒸属膀胱,因为肾与膀胱为表里;其次心为火,火数二,心与小肠为表里;肝为木,木数三,肝与胆为表里;肺为金,金数四,肺与大肠为表里;脾为土,土数五,脾与胃为表里。"说明变蒸时五脏的先后次序是以五行数配合脏腑表里学说类推的。

变蒸学说的核心内容是变蒸周期,即小儿在生长发育过程中,每隔一定的时间就会

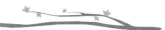

出现一次显著的变化,称为一变或一蒸。按照《诸病源候论》等多数医籍的记载,小儿从初生起,32日一变,64日一蒸,十变五蒸,历320日,小蒸完毕;小蒸以后是大蒸,大蒸共3次,第1、2次各64日,第3次为128日;合计576日,至此有规律周期的变蒸完毕。此后,乃至8岁、10岁,还会有一些不规律周期的变蒸。每一变蒸都对应着小儿的某一脏腑或五行属性,反映了小儿脏腑功能的逐步健全和形神的同步协调发育。小儿变蒸,又称变蒸,是古代医家用来解释婴幼儿生长发育规律的一种学说。这种学说认为在此阶段,小儿的身体和精神会经历一系列阶段性的变化与飞跃。

二、变蒸的伴随症状

变蒸过程可能会伴随着特定的生理症状,但这些症状本身并非病态,而是成长中的自然现象。根据症状的明显程度,变蒸可分为"暗变"与"明变"两大类。

(一)"暗变"

"暗变"是指在变蒸期间,小儿所表现出的症状相当轻微,甚至可能无明显体征变化。这种情况通常表明小儿体内阳气根基稳固,能够迅速而顺畅地完成某一阶段的生长发育质变,因此外在表现并不显著。具体症状可能包括轻微的体温波动,但不影响精神状况和食欲,小儿依然活泼好动,食量正常。家长在细心观察下可能仅能察觉到小儿体温的细微变化,而耳朵和尾骨尻部保持凉爽,这是"暗变"的一个特点。此类变化属于小儿身体自我调整和完善的自然过程,一般不需要外界过多干预。

(二)"明变"

与"暗变"相对,"明变"则是指变蒸过程中症状表现较为明显的情况。在这一阶段,小儿可能会出现一系列较为突出的症状,如高热、情绪烦躁不安、易哭闹、夜间啼哭等。这些症状可能与受寒或积食的表现相似,但仔细辨别可发现"明变"具有其独特性,如耳区、尻部(屁股)虽在高热时仍保持凉爽,口唇可能起疱等。严重的"明变"还可能伴随高热不退、脉搏加快、出汗增多、食欲不振、呕吐及眼白轻微充血等症状,这些可能被视为变蒸中的重症表现,但需注意排除合并其他疾病的可能性。在"明变"阶段,家长应给予小儿更多的关注与护理,确保充足的休息与水分补充,同时观察症状变化。若症状持续加重或出现其他异常表现,应及时就医咨询专业医生,以找出致病因素并采取相应治疗措施。

三、变蒸学说的科学性与争议

变蒸学说是中医学对小儿生长发育规律的一种认识,具有一定的科学性和实用性。它通过长期的实践观察,总结了小儿生长发育的阶段性特征,为临床诊断和治疗提供了一定的指导。它还坚持了形神统一的观点,将小儿的体格生长和情智变化联系起来,形成了一种心身发育的学说。它的变蒸周期与现代儿科专家盖泽尔的枢纽龄研究方法相似,所得结论也有相似之处,说明它是符合小儿生理特点的。

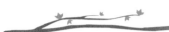

当然,变蒸学说也存在一些争议,特别是一些明清医家,如张景岳、陈飞霞等,对变蒸学说提出了批评性意见。他们认为小儿生长发育是一个连续不断的过程,不可能有一变某脏、二变某脏等先后次序,也不存在什么 32 日一变蒸等固定的时间。他们还认为小儿发热不是变蒸的表现,而是外感或内伤的结果,需要依照具体病症治疗,不能拘泥于变蒸的说法。因此,对变蒸学说的认识,应当取其精华、去其糟粕,结合现代研究成果,进一步总结和完善小儿生长发育规律,为提高我国人口素质服务。

第四章
黄氏小儿推拿的常用手法

　　小儿推拿手法既有与成人推拿手法相同之处,又有其独立于成人推拿手法之外的特殊的操作方法,是推拿手法学的重要组成部分。小儿推拿常用手法与某些成人推拿手法在名称、操作、动作要领等方面并无严格的区分,如揉法、掐法、擦法、捏脊法等,只是在手法运用时,其刺激强度、节律、速率等方面存在差异。小儿的生理病理特点决定了小儿推拿手法除要遵循成人推拿软组织手法的基本要求外,还必须做到"轻快柔和,平稳着实"。此外,黄氏小儿推拿临床上常用筋结推拿这一特色疗法,因此拨法也是该流派的常用手法。

　　小儿推拿手法与成人推拿手法的最大区别在于复式手法。复式手法是一种组合式操作手法,为小儿推拿所特有,其理论基础源于小儿特定穴。小儿穴位具有点、线、面三方面特点,因此决定了小儿推拿手法中复式手法的产生和运用,同时也决定了小儿推拿手法和小儿穴位二者密不可分的关系,故小儿推拿谈手法就必论穴位,反之亦然。本章就临床上常用的黄氏小儿推拿单式手法和复式手法予以介绍。

第一节　单式手法

　　小儿推拿单式手法是指在小儿推拿操作中,单独运用的、具有特定动作和操作规范的基本手法。这些单式手法通常包括推法、揉法、按法、摩法、掐法、运法、捏法等。每种手法都有其独特的动作要领、施术部位、刺激强度和适用病症。例如,推法是用拇指或示、中二指指面在穴位上做直线推动;揉法是以手指的螺纹面、大鱼际或掌根着力,吸定于一定部位或穴位上,做轻柔缓和的环旋运动。单式手法是小儿推拿治疗中的基础,通过不同单式手法的组合和运用,达到调理小儿身体机能、治疗疾病和预防保健的目的。在古代,小儿推拿单式手法的种类较少,清·张振鋆在《厘正按摩要术》中首次将"按、摩、掐、揉、推、运、搓、摇"列为小儿推拿八法。随着小儿推拿的发展,许多成人推拿手法也变化运用到小儿推拿疗法中来,成为小儿推拿的常用手法。

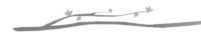

一、推法

以拇指或示指、中指的螺纹面着力,附着在患儿体表一定的穴位或部位上,做单方向的直线或环旋移动,称为推法。临床上根据操作方向的不同,可分为直推法、旋推法、分推法、合推法。

【操作】

1. 直推法　以一手握持患儿肢体,使被操作的部位或穴位向上;另一手拇指自然伸直,以螺纹面或其桡侧缘着力,或示指、中指伸直,以螺纹面着力,用腕部发力,带动着力部分做单方向的直线推动。频率为 220～280 次/min(图4-1)。

2. 旋推法　以拇指螺纹面着力于一定的穴位上,拇指主动运动,带动着力部分做顺时针方向的环旋移动。频率为 160～200 次/min(图4-2)。

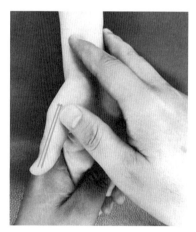
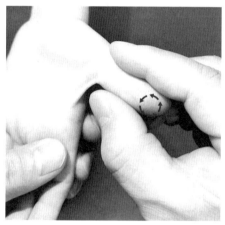

图4-1　直推法　　　　　图4-2　旋推法

3. 分推法　以双手拇指螺纹面或其桡侧缘,或用双掌着力,稍用力附着在患儿所需治疗的穴位或部位上,用腕部或前臂发力,带动着力部分自穴位或部位的中间向两旁做"←→"样直线推动。一般可连续分推 20～50 次。

4. 合推法　合推法是与分推法相对而言。以双手拇指螺纹面或双掌着力,稍用力附着在患儿所需治疗的穴位或部位的两旁,用肘臂发力,带动着力部分自两旁向中间做相对方向的直线或弧线推动,推 20～50 次。本法又称合法或和法。

【动作要领】

1. 直推法　用拇指着力做直推法时,主要依靠腕部带动拇指做主动的内收和外展活动;用示指、中指着力做直推法时,主要依靠腕部带动肘部做适当的屈伸活动。操作时,动作要轻快连续,一拂而过,如帚拂尘状,以推后皮肤不发红为佳。操作时必须直线进行,不可歪斜。

2. 旋推法　医者肩、肘、腕、掌指关节均要放松,仅依靠拇指做小幅度的旋转推动。

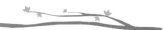

动作要轻快连续,犹如用拇指按摩法,仅在皮肤表面推动,不得带动皮下组织。要求动作协调,均匀柔和,速度较直推法稍缓慢。

3. 分推法　操作时主要依靠肘关节的屈伸活动带动指、掌着力部分做横向直线分推。依靠腕部和拇指掌指关节的内收、外展活动带动拇指着力部分做弧线分推。双手用力要均匀,动作要柔和而协调,节奏要轻快而平稳。

4. 合推法　其动作和要求与分推法基本相同,但推动方向相反,主要是做直线合推,不做弧线合推,动作幅度较小,不要使皮肤向中间起皱。

【适用部位】　推法是黄氏小儿推拿流派的特定穴推拿常用手法之一。直推法适用于小儿推拿特定穴中的线状穴位和五经穴,多用于头面部、四肢部、脊柱部;旋推法主要用于手部五经穴及面状穴位;分推法适用于头面部、胸腹部、腕掌部及肩胛部等;合推法适用于头面部、胸腹部、腕掌部。

【注意事项】

1. 不可推破皮肤,一般需要辅以介质,随蘸随推。

2. 根据病情、部位和穴位的需要,注意掌握手法的方向、轻重、快慢,以求手法的补泻作用,达到预期的疗效。

3. 推法是从摩法中演变而出,但比摩法、运法为重,而较指揉法为轻,所以旋推法与指摩法极为相似,操作时需准确掌握运用。

4. 操作时手法不可呆滞。

二、揉法

以手指的指端或螺纹面、手掌大鱼际、掌根着力,吸定于一定的治疗部位或穴位上,做轻柔和缓的顺时针或逆时针方向的环旋运动,并带动该处的皮下组织一起运动,称为揉法。揉法是小儿推拿的常用手法之一,根据着力部分的不同,可分为指揉法、鱼际揉法、掌根揉法3种。

【操作】

1. 指揉法　以拇指或中指的指面或指端,或示指、中指、环指指面着力,吸定于治疗部位或穴位上,做轻柔和缓的、小幅度、顺时针或逆时针方向的环旋揉动,使该处的皮下组织一起运动。根据着力部分的不同,可分为拇指揉法,中指揉法,示指、中指揉法,以及示指、中指、环指三指揉法(图4-3)。

2. 鱼际揉法　以大鱼际部着力于施术部位上,稍用力下压,腕部放松,前臂主动运动,通过腕关节带动着力部分在治疗部位上做轻柔和缓、小幅度、顺时针或逆时针方向的环旋揉,使该处的皮下组织一起运动。

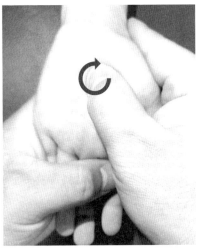

图4-3　指揉法

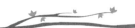

3.掌根揉法　以掌根部分着力,吸定在治疗部位上,稍用力下压,腕部放松,以肘关节为支点,前臂做主动运动,带动腕部及着力部分连同前臂做轻柔和缓、小幅度、顺时针或逆时针方向的环旋揉动,使该处的皮下组织一起运动。

【动作要领】

1.手腕放松,以腕关节连同前臂一起做回旋活动。指揉法时腕关节要保持一定的紧张度;掌根揉法时腕关节略有背伸,松紧适度。

2.操作时压力要均匀、扎实,动作宜轻柔、有节律。

3.操作频率为 160 ~ 200 次/min,掌根揉法的操作频率低于指揉法。

【适用部位】　揉法是黄氏小儿推拿流派的脏腑推拿常用手法之一。拇指、中指揉法适用于全身各部位或穴位,示指与中指揉法适用于肺俞、脾俞、胃俞、肾俞、天枢等穴位,三指揉法适用于胸锁乳突肌及脐、双侧天枢穴。鱼际揉法适用于头面部、胸腹部、胁肋部、四肢部。掌根揉法适用于腰背部、腹部及四肢部。

【注意事项】

1.操作时,手吸定皮肤不离开,不要在皮肤上摩擦。

2.揉动力量和幅度要适中,不宜过大。

附:揉捏法

将揉法与捏法的动作结合运用,称为揉捏法。医者使用拇指和其余手指在对称性挤捏局部组织的同时做揉动。

【操作】　拇指与其余手指指腹紧贴在治疗部位的两旁或肢体的两侧,指做捏的动作;然后前臂与腕关节做主动摆动,带动拇指与其余手指指腹做揉的动作,从而形成节律性的揉捏,边揉捏边缓慢做上下往返螺旋形移动。

【动作要领】

1.医者拇指和其余四指对称性操作,依据患儿的操作部位和具体情况,二指、三指、四指、五指均可灵活运用。

2.揉动幅度要小,余指相对拇指行捏法,可以边揉捏边螺旋形向前推进。

3.用力持续、均匀、协调而有节奏性。

4.手法力度及频率以患儿可以耐受为度。

【适用部位】　揉捏法是黄氏小儿推拿流派的筋结推拿常用手法之一。适用于颈项、肩背、四肢部的筋结处。

【注意事项】

1.操作时,医者注意肩肘关节要放松,着力部要吸定,切忌出现摩擦运动,亦勿出现屈指掐揉。

2.操作时不可忽快忽慢,不宜间断或跳跃。

三、按法

以拇指或中指的指端或螺纹面或掌面(掌根)着力,附着在一定的穴位或部位上,逐渐用力向下按压,按而留之或一压一放地持续进行,称为按法。根据着力部位不同分为指按法和掌按法。

【操作】

1.指按法　分为拇指按法和中指按法。

(1)拇指按法:拇指伸直,其余四指握空拳,示指中节桡侧轻贴拇指指间关节掌侧,起支持作用,以协同助力。用拇指螺纹面或指端着力,吸定在患儿治疗穴位上,垂直用力向下按压,持续一定的时间,按而留之,然后放松,再逐渐用力向下按压,如此一压一放反复操作。

(2)中指按法:中指指间关节、掌指关节略屈,稍悬腕,用中指指端或螺纹面着力,吸定在患儿需要治疗的穴位上,垂直用力向下按压。余同拇指按法(图4-4)。

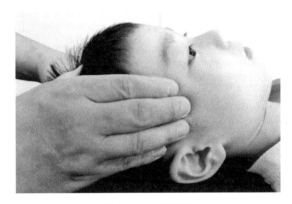

图4-4　中指按法

2.掌按法　腕关节背伸,五指放松伸直,用掌面或掌根着力,附着在患儿需要治疗的部位上,垂直用力向下按压,并持续一定的时间,按而留之。余同拇指按法。

【动作要领】

1.操作时,按压的方向要垂直向下用力。

2.按压的力量要由轻到重,力量逐渐增加,平稳而持续。

3.按压时着力部分要紧贴患儿体表的部位或穴位,不能移动。

【适用部位】　按法是黄氏小儿推拿流派的脏腑推拿常用手法之一。指按法适用于全身各部的经络和穴位。掌按法适用于面积大而又较为平坦的部位,如胸腹部、腰背部等。

【注意事项】

1.小儿脏腑娇嫩,操作时切忌用迅猛的暴力,以免造成组织损伤。

2.按压结束时,不宜突然撤力,而应逐渐减轻按压的力量。

3.临床上多与揉法结合使用。

附:按揉法

将按法与揉法有机结合应用的手法,称为按揉法。

【操作】 以拇指或中指螺纹面、掌根部着力于患儿体表施术部位或穴位上,指或前臂主动施力进行节律性按揉。

【动作要领】

1. 要求带动皮下组织,不可在受术表皮产生摩擦。

2. 应沉稳操作,频率不宜过快。

3. 可定点操作,也可以沿着经络做螺旋形移动。

【适用部位】 按揉法是黄氏小儿推拿流派的脏腑推拿和筋结推拿常用手法之一。适用于全身各部位或穴位、筋结。

【注意事项】

1. 揉动时注意节奏性,频率适中,不可过快或过慢。

2. 按压的力度要轻,避免手法呆滞。

四、摩法

以示指、中指、环指、小指的指面或掌面着力,附着在患儿体表一定的部位或穴位上,做环形而有节律的抚摩运动,称为摩法。摩法分为指摩法与掌摩法。

【操作】

1. 指摩法 示指、中指、环指、小指四指并拢,指掌关节自然伸直,腕部微悬屈,以指面着力,附着在患儿体表一定的部位或穴位上,前臂主动运动,通过腕关节做顺时针或逆时针方向的环形摩动。

2. 掌摩法 指掌自然伸直,腕关节微背伸,用掌面着力,附着在患儿体表一定部位上,腕关节放松,前臂主动运动,通过腕关节连同着力部分做顺时针或逆时针方向的环形摩动(图4-5)。

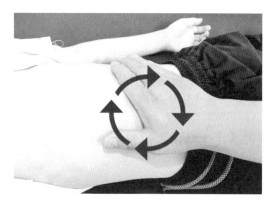

图4-5 掌摩法

【动作要领】

1. 肩、肘、腕均要放松,肘关节微屈,掌指自然伸直。

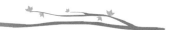

2.操作时,前臂要主动运动,通过放松的腕关节而使着力部分形成摩动。

3.动作要和缓协调,用力轻柔、均匀,不带动深层组织。

4.操作频率为120次/min左右。根据具体病情而定,急摩为泻,缓摩为补。

【适用部位】 摩法是黄氏小儿推拿流派的脏腑推拿常用手法之一。指摩法和掌摩法主要适用于头部、胸腹部。

【注意事项】

1.摩法作用温和,用力不宜过重,也不要过轻。

2.根据病情选择手法摩动的方向和使用的介质。

五、掐法

以拇指指甲切掐患儿的穴位或部位,称为掐法,又称"切法""爪法""指针法"。

【操作】 医者手握空拳,拇指弯曲,以拇指指甲着力,吸定在患儿需要治疗的穴位或部位上,逐渐用力进行切掐(图4-6)。

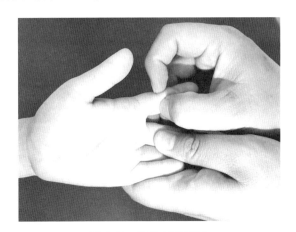

图4-6 掐法(掐四缝)

【动作要领】

1.操作时,应垂直用力切掐,可持续用力,也可间歇性用力以增强刺激,取穴宜准。

2.掐时缓缓用力,切忌突然暴力。

【适用部位】 掐法是黄氏小儿推拿流派的特定穴推拿常用手法之一。适用于头面部和手足部的穴位。

【注意事项】

1.掐法是强刺激手法之一,不宜反复长时间应用,更不能掐破皮肤。

2.急救时,掐3~5次,或醒后即止。

3.掐后常继用揉法,以缓和刺激,减轻局部的疼痛或不适感。

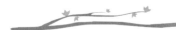

六、捏法

以单手或双手的拇指与示指、中指两指,或拇指与四指的指面做对称性着力,夹持住患儿的肌肤或肢体,相对用力挤压并一紧一松逐渐移动者,称为捏法。小儿推拿主要用于脊柱,故又称捏脊法。

【操作】

1.拇指后位捏脊法　患儿俯卧,露出被捏部位,医者双手呈半握拳状,拳心向下,拳眼相对,用拇指桡侧缘吸定并顶住小儿龟尾穴两旁皮肤,示指、中指前按,拇指、示指和中指三指同时用力提拿,自下而上,双手交替捻动至枕骨下方处(图4-7)。

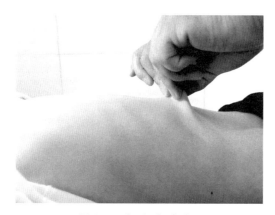

图4-7　捏法(捏脊法)

2.拇指前位捏脊法　患儿俯卧,露出被捏部位,医者双手握空拳状,拳心相对,拳眼向前,两手拇指伸直前按,示指屈曲,用示指中节桡侧顶住小儿龟尾穴两旁皮肤,拇指、示指同时用力提捻皮肤,自下而上,双手交替捻动至枕骨下方处。

3.捏拿肌筋　患儿坐位或卧位,医者以一手的拇指与示指、中指的指面前1/3处相对着力,或用拇指指面与示指中节掌侧的桡侧相对着力,稍用力将治疗处的肌肤夹持住,然后一紧一松挤压被治疗的肌筋,并可在该肌筋上下端之间做缓慢移动挤压。

【动作要领】

1.肩、肘关节要放松,腕指关节的活动要灵活、协调。

2.操作时既要有节律性,又要有连贯性。

3.操作时间的长短和手法强度的轻重及捏挤面积的大小要适中,用力要均匀。

4.在捏脊的过程中,常有一种特定的手法称为"捏三提一法",具体操作是在捏拿的过程中,每捏3次,然后向上提1次,这种手法可以增加对特定穴位的刺激,从而增强治疗效果。

【适用部位】　捏法是黄氏小儿推拿流派的经络推拿和筋结推拿常用手法之一。常用于脊柱及其两侧、颈项部、肩井处、上下肢等部位。

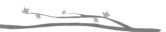

【注意事项】

1.捏脊时要用指面着力,不能以指端着力挤捏,更不能将肌肤拧转,或用指甲掐压肌肤,否则容易产生疼痛。

2.捏拿肌肤不可过度,捏拿肌肤过多,则动作呆滞不易向前推进;过少则易滑脱。用力过重也易导致疼痛,过轻又不易得气。

3.挤压向前推进移动时,需做直线移动,不可歪斜。

4.捏法靠慢工奏效,不可急于求成。

附:捏挤法

用两手拇指、示指捏住选定部位的皮肤,两手相对用力挤捏,称为捏挤法,又称"挤痧"。

【操作】 小儿平卧或坐位,医者用两手拇指、示指捏住选定部位的皮肤,相对用力向中央捏挤,使局部皮肤变成紫红色或紫黑色。

【动作要领】

1.两手腕放松、端平,两手指尖相对,相距约 1 cm。

2.捏起皮肤时动作要轻,相对用力挤捏时速度要快。

3.每个穴位或部位捏挤 1~3 次。

【适用部位】 捏挤法是黄氏小儿推拿流派的经络推拿常用手法之一。常用于背腰部的督脉及膀胱经体表处,或于颈项部和胸骨切迹上缘等部位。

【注意事项】

1.操作时动作要熟练、灵活。

2.捏挤范围仅小米粒大小,不宜过大。

3.捏挤不要超过规定次数。

七、运法

以拇指螺纹面或示指、中指的螺纹面在患儿体表做环形或弧形移动,称为运法。

【操作】 以一手托握患儿手臂,使被操作的部位或穴位平坦向上,另一手以拇指或示指、中指的螺纹面着力,轻附着在治疗部位或穴位上,做由此穴向彼穴的弧形运动,或在穴周做周而复始的环形运动。频率为 60~120 次/min。

【动作要领】

1.操作时,医者着力部分要轻贴体表。

2.用力宜轻不宜重,作用力仅达皮表,只在皮肤表面运动,不带动皮下组织。运法的操作较推法和摩法轻而缓慢,幅度较旋推法为大。运法的方向常与补泻有关,操作时应视病情需要而选用。

3.操作频率宜缓不宜急,幅度较旋推法大。

【适用部位】 运法是黄氏小儿推拿流派的特定穴推拿常用手法之一。多用于弧线形穴位或圆形面状特定穴位。

【注意事项】 操作时一般可配合使用润滑剂作为介质,以保护患儿皮肤;亦可以根据病情选择介质,以增强疗效。

八、捣法

以中指指端,或示指、中指屈曲的第一指间关节着力,有节奏地叩击穴位的方法,称为捣法,实为"指击法"或"叩点法"。

【操作】 患儿坐位,医者以一手握持住患儿示指、中指、环指、小指四指,使手掌向上,用另一手的中指指端或示指、中指屈曲后的第一指间关节突起部着力,其他手指屈曲相握,前臂主动运动,通过腕关节的屈伸运动,带动着力部分做有节奏的穴位叩击5~20次。

【动作要领】

1. 前臂为动力源,腕关节放松。

2. 叩击时取穴要准确,发力要稳,动作要有节奏和弹性。

【适用部位】 捣法是黄氏小儿推拿流派的特定穴推拿常用手法之一。适用于手部小天心穴及承浆穴。

【注意事项】

1. 叩击时不要用暴力。

2. 操作前要将指甲修剪圆钝、平整,以免损伤小儿肌肤。

九、拿法

以单手或双手的拇指与示指、中指相对夹捏住某一部位或穴位处的肌筋,逐渐用力内收,做一紧一松的拿捏动作,称为拿法。有"捏而提起谓之拿"的说法。

【操作】 以单手或双手的拇指与示指、中指的螺纹面的前1/3处相对着力,稍用力内收,夹持住某一部位或穴位处的肌筋,并进行一紧一松的、轻重交替的、持续不断的提捏动作。

【动作要领】

1. 肩、肘、腕关节要放松,手掌空虚,着力部分要贴紧患儿被拿的部位或穴位处的肌肤。

2. 操作时要蓄劲于掌,灌注于指,拇指与余指主动运动,以其相对之力进行捏提揉动。

3. 用力要由轻而重,缓慢增加,逐步渗透,使动作柔和而灵活。

【适用部位】 拿法是黄氏小儿推拿流派的经络推拿和脏腑推拿常用手法之一。主要适用于颈项、肩部、腹部、四肢部。

【注意事项】

1. 操作中不能用指端与指甲内扣。

2. 操作时不可突然用力或使用暴力,更不能拿捏过久。

3. 由于拿法的刺激较强,拿后用掌继以揉摩手法,以缓解拿后之不适。

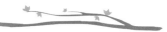

十、擦法

以手在患儿体表做直线往返摩擦运动,称为擦法。根据具体操作部位的不同分为掌擦法、大鱼际擦法(也称鱼际擦法)、小鱼际擦法(也称侧擦法)、指擦法等。

【操作】　以拇指或示指、中指、环指的指面,手掌面,大鱼际,小鱼际着力,附贴在患儿体表一定的经络循行线路上或特定穴,或治疗部位的皮肤,稍用力下压,肩肘关节放松,以肩关节为支点,上臂前后摆动,肘关节做屈伸运动,带动前臂使着力部分在患儿体表做上下或左右方向的直线往返摩擦运动,使之产生一定的热量。

【动作要领】

1. 操作时,要直线往返,不可歪斜。

2. 着力部分要紧贴皮肤,但不要僵硬地用力,以免擦破皮肤。

3. 动作连贯,速度均匀,用力以透热为度。

【适用部位】　擦法是黄氏小儿推拿流派的经络推拿常用手法之一。掌擦法多用于肩背、胸胁部,大鱼际擦法多用于四肢、肩胛骨上部,小鱼际擦法多用于腰骶部、腹股沟处,指擦法多用于头面、四肢穴位等。

【注意事项】

1. 医者操作时应自然呼吸,不要憋气。

2. 根据病情选用适宜油膏为介质,保护皮肤,增强疗效。

3. 擦过的部位不要再用其他手法,以免损伤皮肤。

十一、搓法

以双手掌侧做对称性夹持或托抱住或平压住患儿肢体的一定部位,交替或同时相对用力做方向相反的快速搓揉,并在原部位或同时做上下往返移动,称为搓法。

【操作】　患儿坐位,医者以双手的指掌面着力,附着在肢体的两侧,相对用力夹持住患儿肢体做方向相反的快速搓揉,并在原部位或同时做上下往返移动(图4-8)。

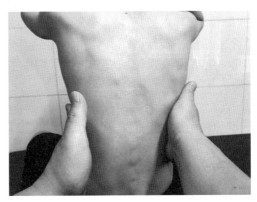

图4-8　搓法(搓两胁)

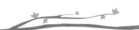

【动作要领】

1. 医者肩、肘、腕关节要放松,双手着力部位要对称。

2. 操作时,用力要对称而均匀、柔和而适中。

3. 搓动要快,移动要慢,灵活而连续。

【适用部位】 搓法是黄氏小儿推拿流派的脏腑推拿常用手法之一。主要用于胁肋部、上下肢。

【注意事项】 操作时,切忌用生硬粗暴蛮力,以免搓伤皮肤与筋脉。

十二、捻法

以拇指、示指螺纹面捏住一定部位,做相对用力往返捻动,称为捻法。

【操作】 患儿坐位,医者以拇指与示指螺纹面或拇指螺纹面与示指中节的桡侧缘相对着力,夹捏住患儿需要治疗的部位,稍用力做对称性的往返快速捻动,并可做上下往返移动。

【动作要领】

1. 着力要对称,捻动时要灵活、快速,状如捻线。

2. 用力要均匀、柔和,上下、左右移动要慢,要有连贯性,做到紧捻慢移。

【适用部位】 捻法是黄氏小儿推拿流派的筋结推拿常用手法之一。多用于手指、足趾小关节部与浅表肌肉、皮肤筋结处。

【注意事项】

1. 捻动时,手法既不可呆滞,又不能浮动。

2. 着力部位的皮肤与患儿被捻部位的皮肤不发生摩擦运动,但皮下组织有往返捻动感。

十三、刮法

以手指或器具的光滑边缘蘸液体润滑剂后直接在患儿一定部位的皮肤上做单方向的直线快速刮动,称为刮法。

【操作】 患儿坐位或卧位,医者以拇指桡侧缘或示指、中指螺纹面,或示指第二指节背侧尺侧缘着力,或手握汤匙、铜钱等器具,用其光滑的边缘着力,蘸清水、麻油、药水等液体润滑剂后,直接在患儿一定部位或穴位的皮肤上,适当用力做由上向下或由内向外的直线、单方向的快速刮动。

【动作要领】

1. 着力部分要紧贴皮肤,压力要轻重适宜,宜使用介质。

2. 操作时,要以肘关节为支点,腕关节的活动要放松灵活,节奏要轻快,用力要均匀。

3. 以皮肤出现紫红色瘀斑为度。

【适用部位】 刮法是黄氏小儿推拿流派的经络推拿常用手法之一。主要适用于眉心、颈项、胸背、肘膝凹侧等部位。

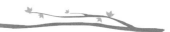

【注意事项】

1.不可刮破皮肤,如使用器具,必须注意器具是否整洁、光滑、圆钝。

2.不可过度用力,要以患儿能忍受为度。

十四、摇法

将患儿肢体关节做被动性的环形旋转运动,称为摇法。

【操作】　以一手托握住患儿需摇动关节的近端肢体,用另一手握住患儿需摇动关节的远端肢体,做缓和的顺时针或逆时针方向的环形旋转运动。

【动作要领】　医者两手要协调配合,动作宜缓不宜急、宜轻不宜重,用力要稳。

【适用部位】　摇法是黄氏小儿推拿流派的经络推拿常用手法之一。适用于肩、肘、腕关节及膝关节等。

【注意事项】　不宜使用暴力;摇动的速度不可过快。

十五、拍法

以虚掌拍打患儿体表的一定部位,称为拍法。

【操作】　患儿坐位或卧位,医者右手五指并拢,掌指关节微屈,腕关节放松,前臂主动运动,用虚掌反复地拍打患儿治疗部位的体表。

【动作要领】

1.肩肘放松,掌心穿空,手腕灵巧,以臂带腕,以腕带掌。

2.用力平稳、轻巧而有弹性,虚掌蓄气拍打,以患儿皮肤出现微红充血,舒适为度。

【适用部位】　拍法是黄氏小儿推拿流派的脏腑推拿常用手法之一。适用于小儿肩背、腹部、腘窝、肘窝处。

【注意事项】　不可抽打皮肤。

十六、拨法

以手指端或肘端深按于筋结部位,进行单方向或往返拨动的手法,称为拨法,又称为指拨法、拨筋法等。该手法是黄氏小儿推拿临床常用的手法之一,其临床应用有"以痛为俞"的说法。

【操作】　患儿坐位或俯卧位,医者拇指指腹,或示指指腹,或示指、中指、环指三指指腹,或肘端,用力下压筋结处至一定的深度,使局部产生酸胀或困痛感时,再做与筋结呈垂直方向的单向或来回拨动(图4-9)。

【动作要领】

1.按压力与拨动力方向相互垂直。

2.拨动时指端应按住皮下肌纤维、肌腱或韧带,带动其一起运动,指端尽量不与皮肤产生摩擦。

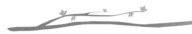
3.拨动的用力应由轻到重,然后由重到轻,不可突加猛力。

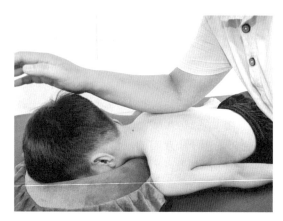

图 4-9　肘拨法

【适用部位】　拨法是黄氏小儿推拿流派的筋结推拿主要手法。适用于小儿全身各部的筋结处。

【注意事项】　拨动力度在患儿能够承受的范围内,常与揉法配合使用。

第二节　复式手法

复式手法是小儿推拿疗法中的特定操作方法,它是用一种或几种手法在一个或几个穴位上按一定程序进行特殊的推拿操作方法。复式手法在历代医家著作中记载不一,名称有异。《窍穴图说推拿指南》称之为"大手术",《小儿推拿疗法新编》则称之为"复合手法"等。说法不一,有的名同法异,有的名异法同。有些复式手法在临床中仍有其应用价值,因此,要求学习者认真练习,熟练掌握。本节选择黄蜂入洞、双凤展翅等 32 种复式手法予以介绍。这些复式手法往往具有特定的功效和适用范围,经过长期的实践和总结,形成了一套较为规范和有效的操作体系。复式手法在小儿推拿中发挥着重要作用,能够针对不同的病症和小儿体质进行有针对性的调理和治疗。

一、黄蜂入洞

【操作】　以一手轻扶患儿头部,使患儿头部相对固定,另一手示指、中指的指端着力,紧贴在患儿两鼻孔下缘处,以腕关节主动运动,带动着力部分做反复揉动 0.5 ~ 1.0 min。

【作用】　发汗解表,宣肺通窍。用于治疗外感风寒、发热无汗、急慢性鼻炎、鼻塞流

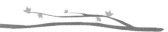

涕、呼吸不畅等病症。

按:从各家文献摘要中可知,黄蜂入洞的操作法计有 7 种,它们的经穴位置与操作方法相去甚远,但作用相同。本书所选用的经穴位置与操作方法源自《幼科推拿秘书》。黄氏小儿推拿流派在操作此法时常用示、中二指蘸取姜粉操作,用以加强宣肺通窍效果。本法操作要均匀、持续,用力要轻柔和缓。

二、双凤展翅

【操作】 医者先用两手示指、中指夹患儿两耳,并向上提数次后,再用一手或两手拇指指端按、掐眉心、太阳、听会、人中、承浆、颊车诸穴,每穴按、掐各 3～5 次,提 3～5 次。

【作用】 祛风寒,温肺经,止咳化痰。用于外感风寒、咳嗽多痰等上呼吸道疾患。

按:本法操作有提、掐、捏、按诸法,穴位又多,故要求有序进行。

三、揉耳摇头

【操作】 以双手拇指、示指螺纹面着力,分别相对捻揉患儿两耳垂后,再用双手捧患儿头部,将患儿头颈左右轻摇。揉耳垂 20～30 次,摇患儿头 10～20 次。

【作用】 开关镇惊,调和气血。用于治疗惊风。

按:本法又称捧耳摇头。操作时,医者两手用力要对称,捻、揉、摇三法结合运用,力量要均匀。

四、开璇玑

【操作】 医者先用两手拇指自患儿璇玑穴处沿胸肋分推,并自上而下分推至季肋部,再从胸骨下端鸠尾穴处向下直推至脐部,再由脐部向左右推摩患儿腹部,并从脐部向下直推至小腹部。若遇"虚人泄泻者",即脾虚泄患儿时,最后再做推上七节骨。上述各法各操作 0.5～1.0 min。

【作用】 宣通气机,消食化痰。用于治疗痰闭胸闷、咳喘气促、食积腹胀、腹痛、呕吐、泄泻、外感发热、神昏惊搐等病症。

按:本法包括分推璇玑、腹中,直推中脘,摩脐、腹,直推小腹,推上七节骨 5 种操作法的联合有序运用。操作时,要避风寒,室内要暖和;医者在操作前要搓热双手,尤其是在天冷时,更要注意。黄氏小儿推拿流派在遇到脾虚泄患儿时,常把姜油或姜膏作为介质,推上七节骨。

五、按弦搓摩

【操作】 患儿坐位或由家长抱坐怀中,将患儿两手交叉搭在对侧肩上,医者面对患儿坐其身前。用两手掌面着力,轻贴在患儿两侧胁肋部,呈对称性地搓摩,并自上而下搓摩至肚角处 50～500 次。

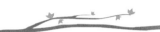

【作用】 理气化痰,健脾消食。用于治疗痰积、咳嗽气喘、胸胁不畅、腹痛、腹胀、饮食积滞、肝脾肿大等病症。

按:本法的操作方法,历代医家意见不一,计有 3 种操作法。《小儿推拿方脉活婴秘旨全书》同《按摩经》,《小儿推拿直录》《厘正按摩要术》《推拿指南》同《小儿推拿广意》。黄氏小儿推拿流派常将有疏肝、理气、健脾作用的药膏作为介质结合应用。

六、揉脐及龟尾并擦七节骨

【操作】 患儿仰卧位,医者坐其身旁。用一手中指或示指、中指、环指三指螺纹面着力揉脐;患儿俯卧位,医者再用中指或拇指螺纹面揉龟尾穴;最后用拇指螺纹面自龟尾穴向上推至命门穴为补,或自命门穴向下推至龟尾穴为泻。操作 1 ~ 3 min。

【作用】 通调任督,调理肠腑,止泻导滞。用于治疗泄泻、痢疾、便秘等病症。

按:本法的补泻主要取决于推擦七节骨的方向,推上七节骨为补,能温阳止泻;推下七节骨为泻,能泻热通便。黄氏小儿推拿流派常将有健脾理气作用的药膏作为介质结合应用。

七、龙入虎口

【操作】 患儿仰卧位或由家长抱坐怀中,医者坐其身旁。用一手托扶住患儿掌背,使掌面向上,用另一手插入虎口,拇指螺纹面着力,在患儿板门穴处按揉或推 50 ~ 500 次。

【作用】 退热,泌别清浊。用于治疗发热、吐泻、四肢抽搐等。

八、二龙戏珠

【操作】 患儿坐位或由家长抱坐怀中,医者坐其身旁。用一手拿捏患儿示指、环指的指端,用另一手按捏患儿阴池、阳池两穴,并由此边按捏边缓缓向上移动按捏至曲池穴,如此 5 次左右。寒证重按阳穴,热证重按阴穴。最后一手拿捏阴、阳两穴 5 ~ 6 次,另一手拿捏患儿示指、环指的指端各摇动 20 ~ 40 次。

【作用】 调理阴阳,温和表里,通阳散寒,清热镇惊。用于治疗寒热不和、四肢抽搐、惊厥等病症。

按:本法有 5 种操作法,《小儿推拿直录》《厘正按摩要术》同《小儿推拿广意》中的记载。临床常用《小儿推拿广意》与《幼科推拿秘书》所载之法。另《小儿推拿直录·二龙戏珠图》有"此法性温,能治慢惊"的记载。

九、双龙摆尾

【操作】 患儿仰卧位或坐位,医者坐其身前。用一手托扶患儿肘处,用另一手拿住患儿示指与小指,向下扯摇,并左右摇动,似双龙摆尾之状。扯摇 5 ~ 10 次。

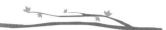

【作用】　行气,开通闭结。用于治疗气滞、大小便闭结等病症。

按:双龙摆尾又名二龙摆尾。《窍穴图说推拿指南》中的操作法同《幼科推拿秘书》中的"又或似……亦似之"之操作法。故本法计有 3 种操作法。

十、乌龙摆尾

【操作】　患儿仰卧位或坐位,医者坐其身前。用一手拿住患儿膊肘,用另一手拿住患儿小指摇动 20～30 次。

【作用】　开闭结,通二便。用于治疗大、小便不爽。

按:《增图考释推拿法》称本法为"乌龙双摆尾"。

十一、苍龙摆尾

【操作】　患儿仰卧位或坐位,医者坐其身前。用一手拿住患儿示指、中指、环指三指,另一手自患儿总经穴至肐肘穴来回搓揉儿遍后,拿住膊肘处,前手拿患儿三指摇动,如摆尾状,摇动 20～30 次。

【作用】　开胸顺气,退热通便。用于治疗胸闷发热、躁动不安、大便闭结等病症。

按:《小儿推拿直录》《厘正按摩要术》中的操作法同《小儿推拿广意》。

十二、丹凤摇尾

【操作】　患儿仰卧位或坐位,医者坐其身前。用一手拇指、示指按捏患儿内外劳宫穴,另一手先摇患儿中指指端,然后再拿捏中指摇动 10～20 次。

【作用】　调和气血,镇惊。用于治疗惊证。

按:本法操作时,以患儿手心微汗出为度。本法有清心镇惊之功,多用于热盛攻心、风火相煽之惊风、抽搐。《万育仙书》中有"苍龙摆尾,和气生血治惊……"其操作法同《按摩经》之"丹凤摇尾"法。

十三、凤凰单展翅

【操作】　患儿仰卧位或坐位,医者坐其身前。用一手拿捏患儿内、外乙窝风穴,用另一手拿捏患儿内、外劳宫穴并摇动 1～3 min。

【作用】　顺气化痰,温经补虚。用于治疗虚热、寒痰、肺虚、胸闷气短等病症。

按:以《秘传推拿妙诀》中的操作法为常用。

十四、凤凰展翅

【操作】　患儿坐位或仰卧位,医者坐其身前。用双手握住患儿腕部,两手拇指分别按捏在患儿阴、阳穴上,然后向外摇摆腕关节;再用一手托拿患儿膊肘处及肘后部,另一手握住患儿手背部,上下摆动腕关节;最后一手托住膊肘,另一手握住手背,拇指掐住虎

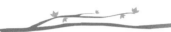

口,来回屈曲,摇动腕关节。

【作用】 祛寒解表,调气消食,行痰散结。用于治疗感冒身热、咳喘痰多、胃寒呃逆、呕吐腹泻等病症。

按:《小儿推拿直录》《厘正按摩要术》中的操作法同《小儿推拿广意》。

十五、凤凰鼓翅

【操作】 患儿坐位或仰卧位,医者坐其身前。用一手握住患儿腕部,并用拇指、示指分别按掐住患儿腕部桡、尺骨前头陷中,同时摇动患儿腕部20~30次。

【作用】 调和气血,豁痰醒神,除湿消肿。用于治疗风火相煽、痰蒙清窍、神昏惊搐、喉间痰鸣,或湿困脾土之肌肤黄肿等病症。

按:《厘正按摩要术》中将本法称为"凤凰转翅"。

十六、赤凤摇头

【操作】 患儿坐位或仰卧位,医者坐其身前。用一手握患儿膊肘处,另一手依次拿患儿五指摇动,然后摇肘。

【作用】 通关顺气,补血宁心,定喘。用于治疗上肢麻木、惊悸、心悸、胸满胀痛、喘息短气等病症。

按:本法又称"丹凤摇头""赤凤点头",计有5种操作法,临床以《小儿推拿广意》中的操作法为常用。

十七、猿猴摘果

【操作】 患儿坐位或仰卧位,医者坐其身前。用两手拇指、示指捏患儿螺丝骨上皮,一扯一放,反复多次。

【作用】 健脾胃,化痰食。用于治疗食积、寒痰、疟疾、寒热往来等病症。

按:本法计有6种操作法,临床以《按摩经》中记载的方法为常用。螺蛳骨的位置在尺骨小头桡侧缘上方缝隙处,相当于手太阳小肠经之"养老穴"处;据《按摩经·命门部位歌·女子右手正面之图》所示,螺蛳骨在腕横纹两侧端。

十八、孤雁游飞

【操作】 患儿坐位或仰卧位,医者坐其身前。用一手握住患儿一手,使其掌面与前臂掌侧向上,另一手拇指螺纹面着力,自患儿脾经穴推起,经胃、三关(沿手掌外缘、前臂桡侧至肘部),再推至脾经穴为1遍,推10~20遍。

【作用】 和气血,消肿胀。用于治疗脾虚不运、水湿泛滥、黄肿、虚胀等病症。

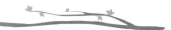

十九、水底捞月

【操作】　患儿坐位或仰卧位,医者坐其身前。用一手握住患儿四指,将掌面朝上,将冷水滴入患儿掌心,用另一手拇指螺纹面着力,紧贴患儿掌心并做旋推法,边推边用口对其掌心吹凉气,反复操作1～3 min。

【作用】　本法大凉,有清心、退热、泻火之功。用于治疗一切高热神昏、热入营血、烦躁不安、便秘等实热病症。

按:本法又称为"水底捞明月""水里捞明月""水中捞月",计有6种操作法,临床以《厘正按摩要术》载夏禹铸的操作法为常用。

二十、打马过天河

【操作】　患儿坐位或仰卧位,医者坐其身前。用一手捏住患儿四指,将掌心朝上,用另一手的中指指面运内劳宫后,再用示指、中指、环指三指由总筋起沿天河水打至洪池穴,或用示指、中指沿天河水弹击至肘弯处,弹击20～30遍。

【作用】　本法大凉,有清热通络、行气活血之功。用于治疗高热烦躁、神昏谵语、上肢麻木抽搐等实热病症。

按:本法又称"打马过河""打马过天门",计有6种操作法,但临床以《万育仙书》中记载的方法为常用。

二十一、引水上天河

【操作】　患儿坐位或仰卧位,医者坐其身前。用一手捏住患儿四指,将患儿前臂掌侧朝上,将冷水滴于腕横纹处,用另一手示指、中指从腕横纹中间起,拍打至洪池穴,一面拍打一面吹凉气,约20～30遍。

【作用】　清火退热。用于治疗一切热病发热。

按:本法操作须边吹边拍,吹拍结合,单方向操作,去而不返。冷水滴于腕横纹中点处,而且吹气与拍打中,天河水均要沾湿。本法首见于《幼科铁镜》《保赤推拿法》中的"引水上天河",实为"清天河水"法。

二十二、大推天河水

【操作】　患儿坐位或仰卧位,医者坐其身前。用一手握住患儿四指,使患儿掌面与前臂掌侧朝上,另一手示指、中指螺纹面并拢,蘸水自内劳宫穴经总经沿天河水穴向上直推至洪池穴,呈单方向推1～2 min。

【作用】　大凉,清热。用于治疗热病发热。

按:自内劳宫穴至洪池穴,因操作范围与操作方向不同,名称不一。清天河水用拇指桡侧缘或示指、中指螺纹面,蘸冷水自总筋推向洪池穴处。《保赤推拿法》:"天河水穴,在

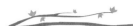

内间使穴上,先掐总筋,用新汲水,以手浇之,从此穴随浇随推至洪池上。洪池穴在肘弯,为清天河水。"《万育仙书》:"清天河水,此大凉法。医人左大指捏小儿小天心穴,用右手中指背曲转,自总筋上推至曲池止,或用大指推亦可。"取天河水以拇指或示指、中指螺纹面蘸冷水自洪池穴沿天河水推至内劳宫穴。

二十三、飞金走气

【操作】 患儿坐位或仰卧位,医者坐其身前。用一手握住患儿四指,使掌面与前臂掌侧朝上,将冷水滴于内劳宫处,用另一手中指螺纹面着力,自内劳宫穴始,用中指将冷水引火上天河穴,复用口吹气,跟水上行,直至洪池穴为一次,一般可操作20~40次。

【作用】 清肺泻火,顺气消胀。用于治疗失音、咽痛、膁胀等病症。

二十四、飞经走气

【操作】 患儿坐位或仰卧位,医者坐其身前。用一手拿住患儿四指,使掌面与前臂掌侧朝上,用另一手的示指、中指、环指、小指四指螺纹面着力,从曲池穴起向下弹击至总经穴处,如此反复数遍,然后拿住患儿阴池、阳池二穴,前手将患儿四指屈伸摆动数次。

【作用】 行气,通窍,化痰。用于治疗外感寒证、气逆、咳喘、痰鸣等病症。

按:本法计有5种操作法,临床以《小儿推拿广意》中的操作法为常用。

二十五、抖肘走气

【操作】 患儿坐位或仰卧位,医者坐其身前。用一手拿住患儿之手摇动,另一手托拿住患儿肘部,两手协同,运摇肘关节。

【作用】 行气消滞。用于治疗痞证。

二十六、黄蜂出洞

【操作】 患儿坐位或仰卧位,医者坐其身前。用一手拿住患儿四指,使掌面向上,用另一手拇指指甲先掐内劳宫穴、总经穴,再用两拇指分手阴阳,然后再用两拇指在总经穴处一撮一上至内关穴处,最后用拇指指甲掐坎宫、离宫穴。

【作用】 发汗解表。用于治疗小儿外感、腠理不宣、发热无汗等病症。

按:本法有2种操作法,基本相同,但操作顺序有所区别。《小儿推拿方脉活婴秘旨全书》中的"黄蜂入洞"实为《按摩经》中的"黄蜂出洞"。

二十七、天门入虎口

【操作】 患儿坐位或仰卧位,医者坐其身前。用一手捏住患儿四指,使示指桡侧向上,另一手拇指螺纹面的桡侧着力,蘸葱姜水自示指尖的桡侧命关处直推向虎口处,然后再用拇指指端掐揉虎口穴数十次。

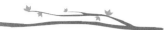

【作用】　健脾消食,顺气生血。用于治疗脾胃虚弱、气血不和、腹胀、腹泻、食积等病症。

按:本法计有 4 种操作法,临床以《秘传推拿妙诀》中的操作法为常用。

二十八、老汉扳缯

【操作】　患儿坐位或仰卧位,医者坐其身前。用一手拇指掐住患儿拇指根处,另一手拇指指端掐捏患儿脾经穴并摇动患儿拇指 20 ~ 40 次。

【作用】　健脾消食。用于治疗食积痞块、脘腹痞满、纳呆、疳积等病症。

二十九、运土入水

【操作】　患儿坐位或仰卧位,医者坐其身前。用一手握住患儿示指、中指、环指、小指四指,使掌面向上,另一手拇指外侧缘着力,自患儿脾土穴推起,沿手掌边缘,经小天心、掌小横纹,推运至小指端肾水穴,呈单方向反复推运 1 ~ 3 min。

【作用】　滋补肾水,清脾胃湿热,利尿止泻。用于治疗小便赤涩、频数,小腹胀满,泄泻痢疾等病症。

按:本法是小儿推拿疗法中的一种操作方法,《按摩经》《幼科推拿秘书》《保赤推拿法》等将其列入复式手法中,但也有将其作为“穴位”者,有误。根据文献记载,本法有 3 种操作法:一是从拇指根推至小指根,二是从拇指脾经穴推至坎宫(小天心穴处),三是从拇指尖脾经穴推至小指尖肾经穴。临床以第三种操作法为常用。

三十、运水入土

【操作】　患儿坐位或仰卧位,医者坐其身前。用一手握住患儿示指、中指、环指、小指四指,使掌面向上,另一手拇指外侧缘着力,自患儿肾经穴推起,沿手掌边缘,经掌横纹、小天心,推运至拇指指端脾土穴,呈单方向反复推运 1 ~ 3 min。

【作用】　健脾运胃,润燥通便。用于治疗脾胃虚弱的消化不良、食欲不振、便秘、腹胀、泻痢、疳积等病症。

按:本法是小儿推拿疗法中的一种操作方法,《按摩经》《幼科推拿秘书》《保赤推拿法》等将其列入复式手法中。根据文献记载,本法有 2 种操作法:一是从肾经穴推运至脾经穴,二是从肾经穴推运至板门穴。临床以第一种操作法为常用。

三十一、老虎吞食

【操作】　患儿坐于家长怀中,医者坐或蹲于患儿足旁。用双手握住患儿足与小腿部,将干净丝绢盖在患儿足昆仑穴与仆参穴上,以嘴隔绢咬之,以苏醒为度。

【作用】　开窍醒神,镇惊定志。用于治疗急惊风、癫痫发作、高烧惊厥等病症。

按:本法现已少用或不用。

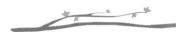

三十二、总收法

【操作】 患儿坐位,医者坐其身前。用一手示指或中指螺纹面着力,先掐、后按揉患儿肩井穴,用另一手拇指、示指、中指三指拿捏住患儿示指和环指,屈伸患儿上肢并摇动其上肢20～30次。

【作用】 通行一身之气血,提神。用于久病体虚、内伤外感诸证,推拿操作结束之前用本法收尾。

按:本法有2种操作方法。一是如《幼科推拿秘书》所述;二是仅用双手掐、按、揉双肩井穴代之。但不论何病,推拿治疗均可以此作为结束手法,故称总收法。

第五章

黄氏小儿推拿的常用穴位与筋结

　　小儿推拿穴位是小儿推拿学的重要内容,它主要包括经穴、奇穴、经验穴、阿是穴和小儿推拿特定穴5类。其中,小儿推拿特定穴是小儿推拿学的独有穴位,与经络学说中的特定穴位不同。小儿推拿特定穴有点状、线状和面状3种形态,主要分布在头面和四肢,尤其是双手。它们与全身脏腑器官和组织有密切的联系,可以调节气血运行,治疗各种病症。小儿推拿穴位中的部分经穴,由于小儿的生理、病理特点,其作用与成人经穴有所差异,需要根据经络学说进行合理的运用。小儿推拿穴位多呈面状分布,操作时主要是直接作用于皮肤,因此与十二皮部有紧密的关系,需要注意皮部的变化和反应。此外,黄氏小儿推拿还是一种以筋结推拿为特色的小儿推拿流派,它认为筋结是病变的反映和治疗的关键,通过手法触摸和刺激筋结,可以消除病因,恢复脏腑器官的功能,促进身体的修复。黄氏小儿推拿流派对小儿全身的筋结做了全面的总结,形成了一套独特的小儿拨筋疗法。

　　小儿推拿特定穴的命名依据:根据脏腑命名,如心经、大肠、膀胱等;根据人体部位命名,如五指节、腹、脊等;根据作用功能命名,如端正、精宁等;根据五行学说命名,如脾土、肝木等;根据山谷河流命名,如山根、洪池等;根据建筑物体命名,如天庭、三关等;根据动物名称命名,如老龙、龟尾等;根据哲学名词命名,如阴阳、八卦等。小儿推拿特定穴的取穴方法同经络学说中取穴方法一样,即按体表标志、折量分寸、指量法取穴。《幼科推拿秘书》中"论穴分寸"说:"屈小儿中指节,度之为寸,折半为五分,非分寸之谓也。"小儿推拿穴位有其特殊的位置及特殊的作用,决定了在推拿操作时有特殊的操作手法。大多数穴位有其固定的操作过程,以手法名称加穴位名称构成小儿推拿特定的操作名,如"旋推脾经""按揉足三里"等。小儿推拿特别强调手法的治疗量及补泻,故小儿推拿非常重视手法的次数(时间)、疗程、强度(轻重)、频率(速度)及方向等因素。

　　本章按人体部位就小儿推拿的常用经穴、奇穴、特定穴和全身筋结等予以介绍。

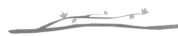

第一节　头面颈项部穴位

本节以经穴为主,介绍百会、前顶门等18个穴位(图5-1~图5-3)。

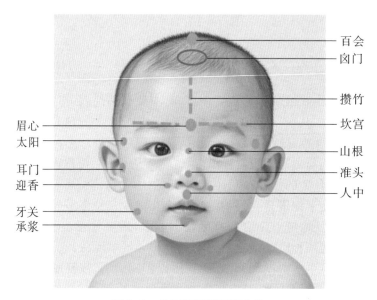

图5-1　头面颈项部正面穴位

百会
囟门
攒竹
坎宫
山根
准头
人中

眉心
太阳
耳门
迎香
牙关
承浆

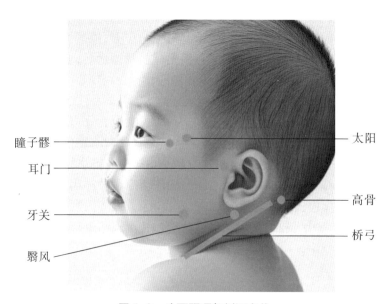

图5-2　头面颈项部侧面穴位

瞳子髎
耳门
牙关
翳风

太阳
高骨
桥弓

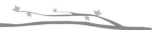

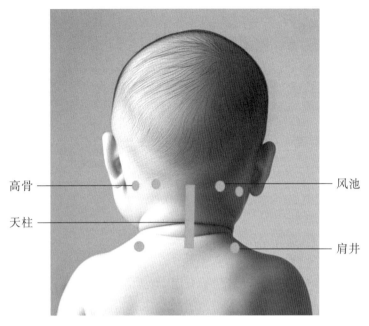

高骨

天柱

风池

肩井

图 5-3　头面颈项部背面穴位

一、百会

【位置】　头顶正中线与两耳尖连线的交点处,后发际正中直上 7 寸。

【操作】　医者用拇指指端按或揉,按 30 ~ 50 次,揉 1 ~ 2 min,称按百会或揉百会。

【作用】　安神镇惊,升阳举陷。

【主治】　治疗惊风、惊痫、烦躁等症,多与清肝经、清心经、掐揉小天心等合用;用于遗尿、脱肛等症,常与补脾经、补肾经、推三关、揉丹田等合用。

二、前顶门

【位置】　头正中线,入前发际 3.5 寸,或于百会前 1.5 寸取穴。

【操作】　医者用拇指指甲掐 3 ~ 5 次,揉 0.5 ~ 1.0 min 次,称掐揉前顶。

【作用】　镇惊安神,通窍。

【主治】　多用于治疗头痛、惊风、鼻塞等症。

三、囟门(又名囟会)

【位置】　位于百会穴前 3 寸正中(1 岁半岁以前小儿前发际线正中直上约 2 寸未闭合的菱形骨陷中)。

【操作】　医者两拇指自前发际中点向该穴轮换推(囟门未闭合时,仅推至边缘,或沿

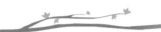

囟门两边缘推),称推囟门;以全手掌或拇指面轻揉(未闭合者,不宜用该法),称揉囟门;以全手掌轻摩,称摩囟门。

【作用】 祛风定惊,益智健脑。

【主治】 囟门是重要的儿童健脑益智穴位,临床多用于躁扰不眠、夜啼、多动症、语言障碍、孤独症等小儿疾病。此外,摩囟门常用于小儿感受风寒引起的鼻塞、流涕、头痛等症。

四、高骨(耳后高骨)

【位置】 耳后入发际,乳突后缘高骨下凹陷中。

【操作】 医者用拇指或中指指端揉,揉 0.5~1.0 min,称揉高骨;或用两拇指推运,运 30~50 次,称运高骨。

【作用】 疏风解表,通经活络,安神除烦。

【主治】 治疗感冒、鼻塞、头痛,多与推攒竹、推坎宫、揉太阳、按揉风池等合用。治疗神昏烦躁等症,常和按揉百会、摩囟门等合用。

五、攒竹(天门)

【位置】 两眉中间至前发际呈一直线。

【操作】 医者两拇指自下而上交替直推,推 0.5~1.0 min,称推攒竹,亦称开天门。若自眉心推至囟门,推 0.5~1.0 min,则称为"大开天门"。

【作用】 疏风解表,开窍醒脑,镇静安神。

【主治】 常用于外感发热、头痛等症,多与推坎宫、推太阳等合用。若惊惕不安、烦躁不宁,多与清肝经、按揉百会等同用。对体质虚弱、出汗较多者,佝偻病患儿慎用。

六、坎宫

【位置】 自眉心起至眉梢呈一横线。

【操作】 医者用两拇指自眉心向两侧眉梢做分推,推 0.5~1.0 min,称推坎宫,亦称"分阴阳"。

【作用】 疏风解表,醒脑明目,止头痛。

【主治】 常用于外感发热、头痛,多与推攒竹、揉太阳等合用;若用于治疗目赤痛,多和清肝经、掐揉小天心、清天河水等同用。

七、天庭(神庭)

【位置】 头正中线,入前发际 0.5 寸。

【操作】 医者用掐法或捣法自天庭掐(捣)至承浆;或揉约 0.5 min,称掐揉天庭。

【作用】 祛风通络,镇惊安神。

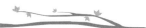

【主治】　治疗口眼歪斜,常与揉瞳子髎合用;治疗头痛、癫痫,与掐眉心、山根、年寿、人中、承浆等法合用。

八、天心

【位置】　前额中部,天庭与眉心连线中点处。

【操作】　医者用拇指指甲掐天心 0.5 min,或用螺纹面揉天心约 0.5 min,称掐揉天心。

【作用】　醒脑安神。

【主治】　治疗惊风,常与掐人中、承浆等合用。治疗头痛、鼻塞、伤风,常与掐眉心、山根等同用。

九、眉心(印堂)

【位置】　两眉内侧端连线中点处。

【操作】　医者用拇指指甲在眉心处掐,掐 3～5 次,称掐眉心;或用拇指指端揉,揉 0.5 min,称揉眉心。

【作用】　醒脑安神。

【主治】　治疗惊风,常与掐十王、人中、承浆等法合用。揉眉心:祛风通窍,治疗感冒、头痛,常与推攒竹、推坎宫、揉太阳等相配合。

十、山根

【位置】　两目内眦中间,鼻梁上低凹处。

【操作】　医者用拇指指甲掐,掐 3～5 次,称掐山根。

【作用】　开关窍,醒目定神。

【主治】　治疗惊风、昏迷、抽搐等症,多与掐人中、掐老龙等合用。

十一、准头(鼻准)

【位置】　鼻尖端,属督脉。

【操作】　医者用拇指指甲掐,掐 3～5 次,称掐准头。

【作用】　祛风镇惊。

【主治】　治疗惊风,与掐天庭至承浆同用;治鼻出血,与掐上星、掐迎香合用;治昏厥,与按揉内关、足三里合用。

十二、太阳

【位置】　眉后凹陷处。

【操作】　医者两拇指桡侧自前向后直推,推 0.5～1.0 min,称推太阳;用中指指端揉该穴,揉 0.5～1.0 min,称揉太阳或运太阳,向眼方向揉为补,向耳方向揉为泻。

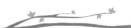

【作用】 疏风解表,清热,明目,止头痛。

【主治】 推太阳主要用于外感发热。若外感表实、头痛用泻法;若外感表虚、内伤头痛用补法。

十三、瞳子髎

【位置】 目外眦后 0.5 寸,眶骨外侧凹陷中。

【操作】 医者用两拇指掐或揉,掐 3 ~ 5 次,揉 0.5 ~ 1.0 min,称掐揉瞳子髎。

【作用】 掐瞳子髎:醒脑镇惊。揉瞳子髎:祛风通络。

【主治】 掐瞳子髎治疗惊风,常与掐人中、眉心等合用;揉瞳子髎治疗目赤肿痛,常与揉四白、揉晴明、按揉太阳等同用。

十四、迎香

【位置】 鼻翼旁 0.5 寸,鼻唇沟中。

【操作】 医者用示、中二指按揉,揉 0.5 min,称揉迎香。

【作用】 宣肺气,通鼻窍。

【主治】 治疗感冒或慢性鼻炎等引起的鼻塞流涕、呼吸不畅,效果较好,多与清肺经、拿风池等合用。

十五、人中

【位置】 人中沟正中线上 1/3 与下 2/3 交界处。

【操作】 医者用拇指指甲或示指指甲掐之,掐 5 ~ 10 次或醒后即止,称掐人中。

【作用】 醒神开窍。

【主治】 常用于急救,对于不省人事、窒息、惊厥或抽搐,多与掐十宣、掐老龙等合用。

十六、牙关(颊车)

【位置】 下颌角前上方 1 横指,用力咀嚼时,咬肌隆起处。

【操作】 医者用拇指按或中指揉,按 5 ~ 10 次,揉 0.5 ~ 1.0 min,称按牙关或揉牙关。

【作用】 开窍通络,疏风止痛。

【主治】 按牙关主要用于牙关紧闭,具有开窍之功用;若口眼歪斜、齿痛,则多用揉牙关,具有疏风止痛的作用。

十七、天柱

【位置】 颈后发际正中至大椎穴呈一直线。

【操作】　医者用拇指或示、中指指面自上向下直推,推 1~3 min,称推天柱;或用汤匙边蘸水自上向下刮,刮至皮下轻度瘀血即可,称刮天柱。

【作用】　降逆止呕,祛风散寒。

【主治】　推天柱治疗呕恶,多与横纹推向板门、揉中脘等合用;治疗外感发热、颈项强痛等症,多与拿风池、掐揉二扇门等同用。用刮法多以汤匙边蘸姜汁或凉水自上向下刮至局部皮下有轻度瘀血(出痧)即可,可用于治疗暑热发痧等症。

十八、桥弓

【位置】　在颈部两侧,沿胸锁乳突肌呈一线。

【操作】　医者在两侧胸锁乳突肌处揉、抹、拿。揉 0.5 min,抹 1 min,拿 3~5 次。

【作用】　活血化瘀消肿。

【主治】　治疗小儿肌性斜颈,常与牵拉、摇颈项法同用。

第二节　胸腹部穴位

本节以经穴、面状穴为主,介绍天突、膻中等 11 个穴位(图 5-4)。

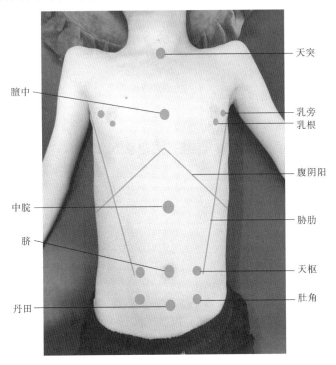

图 5-4　胸腹部穴位

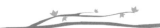

一、天突

【位置】 胸骨上窝正中,正坐仰头取穴。

【操作】 有按揉天突、点天突、捏挤天突之分。医者一手扶患儿头侧部,另一手中指指端按或揉该穴 0.5 min,称按天突或揉天突。以示指或中指指端微屈,向下用力点 3 ~ 5 次,称点天突。若用两手拇、示指捏挤天突穴,至皮下瘀血呈红紫色,称捏挤天突。

【作用】 按揉天突:理气化痰,降逆平喘,止呕。捏挤天突:清热解毒,散邪止痛。

【主治】 按揉天突常用于治疗气机不利、痰涎壅盛或胃气上逆所致之痰喘、呕吐,多与推揉膻中、揉中脘、运内八卦等合用。若点天突,向里按,动作要快,可催吐。若声音嘶哑、咽痛干咳,可捏挤天突取痧;若由中暑引起的恶心、呕吐、头晕等症,捏挤天突,再配合捏挤大椎、膻中、曲池等穴,亦有良效。

二、膻中

【位置】 两乳头连线中点,前正中线上,平第四肋间隙。

【操作】 有揉膻中与分推膻中、推膻中之分。患儿仰卧,医者以中指指端揉该穴 0.5 ~ 1.0 min,称揉膻中。医者以两拇指指端自穴中向两侧分推至乳 0.5 ~ 1.0 min,称为分推膻中。用示、中二指自胸骨切迹向下推至剑突 0.5 ~ 1.0 min,名推膻中。

【作用】 宽胸理气,止咳化痰。

【主治】 治疗呕吐、呃逆、嗳气,常与运内八卦、横纹推向板门、分腹阴阳等合用;治疗喘咳,常与推肺经、揉肺俞等合用;治疗吐痰不利,常与揉天突、按弦走搓摩、按揉丰隆等同用。

三、乳根

【位置】 乳头直下 0.2 寸,第五肋间隙。

【操作】 医者以两手四指扶患儿两胁,再以两拇指于穴位揉 0.5 ~ 1.0 min,称揉乳根。

【作用】 宣肺理气,止咳化痰。

【主治】 治疗咳嗽、胸闷、痰鸣等症,临床上常与揉乳旁、推揉膻中合用。以示、中二指同时按揉,称揉乳根、乳旁。

四、乳旁

【位置】 乳外旁开 0.2 寸。

【操作】 医者以两手四指扶患儿两胁,再以两拇指于穴位处揉 0.5 ~ 1.0 min,称揉乳旁。

【作用】 宽胸理气,止咳化痰。

【主治】 治疗胸闷、咳嗽、痰鸣、呕吐等症。

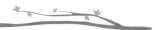

五、胁肋

【位置】　从腋下两胁至天枢处。

【操作】　患儿正坐,医者两手掌自患儿两胁腋下搓摩至天枢处,称搓摩胁肋,又称按弦走搓摩。搓摩 0.5 ~ 1.0 min。

【作用】　性开而降,可顺气化痰,除胸闷,开积聚。

【主治】　用于治疗小儿食积、痰壅、气逆所致的胸闷、腹胀等症。治疗肝脾肿大,须久久搓摩。中气下陷,肾不纳气者慎用本穴。

六、中脘

【位置】　前正中线,脐上 4 寸处。

【操作】　有揉、摩、推中脘之分。患儿仰卧,医者用指端或掌根按揉中脘 1 ~ 3 min,称揉中脘。医者用掌心或四指摩中脘 5 min,称摩中脘;医者用示、中指指端自中脘向上直推至喉下或自喉向下推至中脘 1 ~ 3 min,称推中脘,又称推胃脘。

【作用】　健脾和胃,消食和中。

【主治】　揉、摩中脘用于治疗泄泻、呕吐、腹胀、腹痛、食欲不振等症,多与按揉足三里、推脾经等合用。推中脘自上而下操作,有降胃气的作用,主治呕吐、恶心;自下而上操作,有涌吐的作用。

七、腹

【位置】　腹部。

【操作】　有分推腹阴阳与摩腹之分。患儿仰卧,医者用两拇指指端沿肋弓角边缘或自中脘至脐,向两旁分推 1 ~ 2 min,称分推腹阴阳。医者用掌面或四指摩腹 5 min,称摩腹。逆时针摩为补,顺时针摩为泻,往返摩之为平补平泻。

【作用】　健脾和胃,理气消食。

【主治】　分推腹阴阳治疗乳食停滞、胃气上逆引起的恶心、呕吐、腹胀等症,临床上多与运八卦、推脾经、按揉足三里等相配合;治小儿厌食症,多与揉板门、运八卦、摩腹、捏脊等相配合。摩腹补法能健脾止泻,用于治疗脾虚、寒湿型的腹泻;摩腹泻法能消食导滞、通便,用于治疗便秘、胀腹、厌食、伤乳食泻等,多与分推腹阴阳同用;平补平泻则能和胃,久摩之有消食、强壮身体的作用,常与补脾经、捏脊、按揉足三里合用,为小儿保健常法。

八、脐

【位置】　脐中。

【操作】　有揉脐、摩脐和灸脐之分。患儿仰卧,医者用中指指端或掌根揉 1 ~ 3 min;

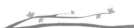

用拇指和示、中二指抓住肚脐抖揉 1～3 min,均称为揉脐。医者用掌或指摩,称摩脐。医者用艾条温和灸在肚脐上方 1～3 cm 处施灸 5～10 min,称灸脐。

【作用】 温阳散寒,补益气血,健脾和胃,消食导滞。

【主治】 揉脐常用于治疗小儿腹泻、便秘、腹痛、疳积等症,多与摩腹、推上七节骨、揉龟尾同用,组合成一个复式手法——"揉脐及龟尾并擦七节骨"。灸脐,用于治疗脾虚和肠道虚寒引起的腹泻、腹胀、腹痛等病症。

九、天枢

【位置】 脐旁 2 寸。

【操作】 患儿仰卧位,医者用示、中指指端按揉两穴 0.5～1.0 min,称揉天枢。

【作用】 疏调大肠,理气消滞。

【主治】 用于治疗急慢性胃肠炎及消化功能紊乱引起的腹泻、呕吐、食积、腹胀、大便秘结等症,常与摩腹、揉脐、推上七节、揉龟尾等同用。可用中指按脐,示指与环指各按两侧天枢穴同时揉动。

十、丹田

【位置】 小腹部,脐下 2～3 寸之间。

【操作】 有摩、揉丹田和灸丹田之分。患儿仰卧,医者以掌摩穴处 2～3 min,称摩丹田;用拇指或中指指端揉 1～3 min,称揉丹田。医者用艾条温和灸在丹田穴上方 1～3 cm 处施灸 5～10 min,称灸丹田。

【作用】 培肾固本,温补下元,分清别浊。

【主治】 灸丹田用于治疗小儿先天不足、寒凝少腹及腹痛、疝气、遗尿、脱肛等症,常与补肾经、推三关、揉外劳等合用。摩、揉丹田,用于治疗尿潴留,常与推箕门、清小肠等同用。

十一、肚角

【位置】 脐下 2 寸(石门)旁开 2 寸,大筋。

【操作】 有拿肚角与按肚角之分。患儿仰卧,医者用拇、示、中三指深拿 3～5 次,称拿肚角;医者用中指指端按穴处 3～5 次,称按肚角。

【作用】 健脾和胃,理气消滞。

【主治】 拿肚角为止腹痛的要法,可用于治疗各种原因所致腹痛,以寒痛、伤食痛为佳。因本法刺激强度较大,拿 3～5 次即可,不可多拿,拿后向内上做"一推一拉一紧一松"的轻微动作 1 次。拿肚角一般在诸手法完成后进行,以防小儿哭闹影响治疗。按肚角,用于治疗腹胀、消化不良、便秘等病症。

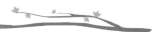

第三节　背腰部穴位

本节以经穴和线状穴为主,介绍肩井、大椎等 12 个穴位(图 5-5)。

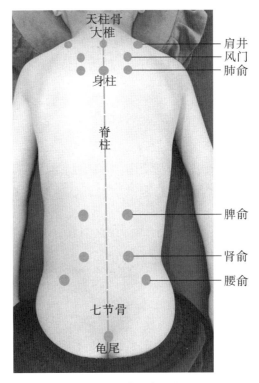

图 5-5　背腰部穴位

一、肩井

【位置】　肩井又名膊井,在肩上,督脉大椎穴与肩峰连线之中点,肩部筋肉处,属足少阳胆经之经穴,系手足少阳、阳维之交会穴。

【操作】　有拿肩井、按肩井、揉肩井和掐肩井之分。患儿坐位,医者以双手拇指与示中两指相对着力,稍用力做一紧一松交替提拿该处筋肉 3 ~ 5 次,称拿肩井;以拇指指端或中指指端着力,稍用力按压该处 10 ~ 30 次,称按肩井;以拇指螺纹面或中指螺纹面着力,揉动 0.5 min,称揉肩井;以拇指指甲着力掐该处 3 ~ 5 次,称为掐肩井。若一边揉肩井,一边屈伸其上肢,即为复式手法中的总收法。

【作用】　宣通气血,解表发汗,通窍行气。

【主治】　常用于治疗感冒、惊厥、上肢抬举不利、肩背痛、项强等病症。常与推攒竹、

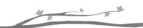

分推坎宫、运太阳、揉耳后高骨等相配合,多用于治疗外感发汗无汗、肩臂疼痛、颈项强直、肌性斜颈等病症。总收法可作为小儿推拿治疗的结束手法。

二、大椎

【位置】 又名百劳,在后正中线,位于第七颈椎棘突与第一胸椎棘突之间凹陷处,属督脉之经穴,系手足三阳与督脉之交会穴。

【操作】 有按大椎、揉大椎、捏挤大椎、挗大椎、刮大椎之分。用拇指或中指指端按压大椎 30 ~ 50 次,称按大椎;用拇指、中指指端或螺纹面或掌根着力,揉动大椎 0.5 ~ 1.0 min,称揉大椎;用双手拇指与示指对称着力,用力将大椎穴周围的皮肤捏起,进行挤捏,至局部皮肤出现紫红瘀斑为度,称捏挤大椎;用屈曲的示、中两指蘸水,在大椎穴上提挤其肌肤,至局部皮肤出现紫红瘀斑为度,称挗大椎;用汤匙或钱币的光滑边缘蘸水或油,在大椎穴上下刮之,至局部皮肤出现紫红瘀斑为度,称刮大椎。

【作用】 清热解表,通经活络。

【主治】 按揉大椎常用于治疗感冒发热、项强等病症;捏挤、提挗大椎对百日咳有一定的疗效;刮大椎用于治疗中暑发热。

三、身柱

【位置】 位于后正中线上,第三胸椎棘突下凹陷中。

【操作】 用拇指或将示指、中指、环指三指并拢,微用力反复按揉身柱穴 3 ~ 5 min,称按揉身柱;用艾条温和灸在身柱穴施灸 10 ~ 15 min,称灸身柱;用角刮法刮拭身柱穴 2 ~ 3 min,以皮肤发红为宜,称刮身柱。

【作用】 按揉、刮身柱有宣肺清热、宁神镇咳的作用。灸身柱穴有促进身体生长发育、强身健体的作用。

【主治】 按揉、刮身柱主治头痛、感冒、咳嗽、气喘、支气管炎、肺炎、惊厥、疔疮等病症。灸身柱穴治疗生长发育缓慢、身体孱弱、咳嗽气喘、癫痫等病症。

四、风门

【位置】 风门又名热府,在第二胸椎棘突下,督脉旁开 1.5 寸处,属足太阳膀胱经的经穴,系足太阳与督脉之交会穴。

【操作】 医者用拇指指端或螺纹面或示、中两指的指端与螺纹面着力,在一侧或两侧风门穴上做按法或揉法 0.5 min 左右,称按风门、揉风门。

【作用】 解表通络。

【主治】 多与清肺经、揉肺俞、推揉膻中等相配合,用于治疗外感风寒、咳嗽气喘等病症;与揉二马、揉肾顶、分手阴阳等相配合,用于治疗骨蒸潮热、盗汗等病症;与拿委中、拿承山、拿昆仑等相配合,用于治疗背腰肌肉疼痛等病症。

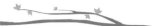

五、肺俞

【位置】　肺俞别名肩中外俞,在第三胸椎棘突下,督脉身柱穴旁开 1.5 寸处,属足太阳膀胱经的经穴,系肺之背俞穴。

【操作】　有揉肺俞、推肺俞(分推肩胛骨)和擦肺俞之分。以两手拇指或一手之示、中两指的指端或螺纹面着力,同时在两侧肺俞穴上揉动 0.5~1.0 min,称揉肺俞;以两手拇指螺纹面着力,同时从两侧肩胛骨内侧缘自上而下推动 1~3 min,称推肺俞或分推肩胛骨;以示、中、环指三指指面着力,擦肺俞部至局部发热,称擦肺俞。

【作用】　益气补肺,止咳化痰。

【主治】　揉肺俞、推肺俞能调肺气,补虚损,止咳嗽,多与推攒竹、分推坎宫、运太阳、揉耳后高骨等相配合,常用于治疗呼吸系统疾病,如外感发热、咳嗽、痰鸣等病症;如久咳不愈时可加推脾经以培土生金,或揉肺俞时可加少许盐粉,以增强效果。风寒咳嗽、寒喘用揉肺俞或擦肺俞;风热咳嗽、热喘用推肺俞。

六、脾俞

【位置】　在第十一胸椎棘突下,督脉脊中穴旁开 1.5 寸处,属足太阳膀胱经的经穴,系脾之背俞穴。

【操作】　以拇指螺纹面着力,在一侧或两侧脾俞穴上揉动 0.5~1.0 min,称揉脾俞。

【作用】　健脾和胃,消食祛湿。

【主治】　常用于治疗呕吐、腹泻、疳积、食欲不振、黄疸、水肿、慢惊、四肢乏力等病症。常与推脾经、按揉足三里等相配合,多用于治疗脾胃虚弱、乳食内伤、消化不良等病症,并能治疗脾虚所引起的气虚、血虚、津液不足等。

七、肾俞

【位置】　在第二腰椎棘突下,督脉命门穴旁开 1.5 寸处,属足太阳膀胱经的经穴,系肾之背俞穴。

【操作】　以拇指螺纹面着力,在肾俞穴上揉动 0.5~1.0 min,称揉肾俞。

【作用】　滋阴壮阳,补益肾元。

【主治】　常用于治疗腹泻、便秘、哮喘、少腹痛、下肢痿软乏力等病症。多与揉二马、补脾经或推三关等相配合,以治疗肾虚腹泻、阴虚便秘、少腹冷痛;与揉肺俞、揉脾俞等相配合,以治疗肾虚腹泻、阴虚便秘、肾虚气喘;与揉腰俞、拿委中,按揉足三里等相配合,以治疗下肢痿软乏力、慢性腰痛等病症。

八、腰俞

【位置】　腰俞又名腰眼,在第三、四腰椎棘突间旁开 3.0~3.5 寸凹陷处,又说在第

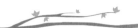

四腰椎棘突下旁开3.5~4.0寸凹陷处,属经外奇穴。

【操作】　以双手拇指指端或螺纹面着力,按揉两侧腰俞穴0.5 min左右,称按腰俞或揉腰俞。

【作用】　通经活络。

【主治】　多用于治疗腰痛、下肢瘫痪、泄泻等病症。

九、中枢

【位置】　在第十胸椎棘突下,属督脉的穴位。

【操作】　有按中枢与揉中枢之分。以拇指指端着力,按压中枢穴3~5次,称按中枢;用拇指或中指螺纹面着力,在中枢穴上揉动0.5 min左右,称揉中枢。

【作用】　健脾和胃,舒筋活络。

【主治】　常用于治疗胃痛、腰痛、胆囊炎等病症。

十、七节骨

【位置】　在第四腰椎(督脉腰阳关穴)至尾椎骨端(督脉长强穴)呈一直线。又说自第二腰椎(督脉命门穴)至尾椎骨端(长条强穴)呈一直线。

【操作】　有推上七节骨与推下七节骨之分。以拇指螺纹面桡侧,或示、中两指螺纹面着力,自下向上做直推法1~3 min,称推上七节骨;若自上向下做直推法1~3 min,称推下七节骨。

【作用】　温阳止泻,泻热通便。

【主治】　推上七节骨多用于治疗虚寒腹泻或久痢等病症,临床上与按揉百会、揉丹田等相配合,还可用于治疗气虚下陷、遗尿等病症。若属实热证,则不宜用本法,用后多令患儿腹胀或出现其他变症。推下七节骨多用于治疗腰热便秘或痢疾等病症。若腹泻属虚寒者,不可用本法,以免滑脱。

十一、龟尾

【位置】　龟尾又名长强,在尾椎骨端,属督脉的经穴,在尾骨端与肛门连线之中点处,系督脉络穴。但小儿推拿习惯取尾骨端。

【操作】　有揉龟尾与掐龟尾之分。以拇指指端或中指指端着力,在龟尾穴上揉动1~2 min,称揉龟尾;用拇指指甲掐3~5次,称掐龟尾。

【作用】　通调督脉,调理大肠。

【主治】　治疗泄泻、便秘、脱肛、遗尿等病症。龟尾穴性平和,既能止泻又能通便,多与揉脐、推七节骨等相配合,以治疗腹泻、便秘等症。

十二、脊柱

【位置】　在后正中线上,自枕骨与第一颈椎之间凹陷处(风府穴)至尾椎端(龟尾

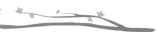

穴)呈一直线。穴呈线状,属督脉,系小儿推拿之特定穴。

【操作】　有推脊、捏脊、按脊之分。以示、中两指螺纹面着力,自上而下在脊柱穴上做直线推动 1~2 min,称推脊;以拇指与示、中两指呈对称着力,自龟尾开始,双手一紧一松交替向上挤捏推进至风府穴处,反复操作 3~7 遍,称捏脊;以拇指螺纹面着力,自风府穴向下依次按揉脊柱正中线至龟尾穴 3~5 遍,称按脊。

【作用】　调阴阳,和脏腑,理气血,通经络。

【主治】　常用于治疗发热、惊风、夜啼、疳积、腹泻、腹痛、呕吐、便秘等病症。

脊柱穴属督脉循行路线,督脉贯脊属脑络肾,督率阳气,统率真元。临床上捏脊多与补脾经、补肾经、推三关、摩腹、按揉足三里等相配合,治疗先天和后天不足的一些慢性病症均有一定的效果。捏脊法单用称捏脊疗法,不仅可用于治疗小儿腹泻、疳积等病症,还可用于治疗成人的失眠、肠胃病、月经不调等病症。捏脊法操作时亦旁及足太阳膀胱经脉,临床应用时可根据不同病情,重提或按揉相应的背部俞穴,能加强疗效。因此,捏脊法具有强健身体的功能,是小儿保健推拿常用的主要手法之一。推脊柱自上而下,有清热的作用,多与清天河水、退六腑、推涌泉等相配合,用于治疗发热、惊风等病症。按脊法多与揉肾俞、按揉腰俞、拿委中、拿承山等相配合,用于治疗腰背强痛、角弓反张、下焦阳气虚弱等病症。

第四节　下肢穴位

本节以经穴为主,介绍箕门、百虫等 16 个穴位(图 5-6 ~ 图 5-8)。

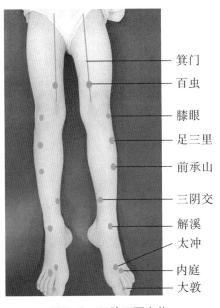

図 5-6　下肢正面穴位

箕门
百虫
膝眼
足三里
前承山
三阴交
解溪
太冲
内庭
大敦

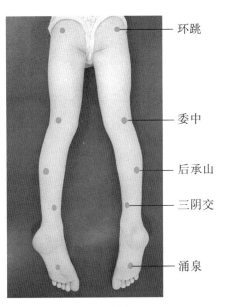

図 5-7　下肢背面穴位

环跳
委中
后承山
三阴交
涌泉

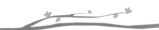
一、箕门

【位置】 箕门又名足膀胱,在大腿内侧,膝盖上缘至腹股沟呈一直线。足膀胱属小儿推拿的特定穴,穴呈线状;足太阴脾经的箕门穴为点状,位置在血海穴上6寸,位于缝匠肌的内侧缘处。有左为膀胱,右为命门之说。

【操作】 有推足膀胱与拿足膀胱之分。以示、中两指螺纹面着力,自膝盖内侧上缘向上直推至腹股沟处1~3 min,称推足膀胱或称推箕门;以拇指与示、中两指相对着力,提拿该处肌筋3~5次,称拿足膀胱或称拿箕门。

【作用】 利尿,清热。

【主治】 常用于治疗癃闭、小便赤涩不利、尿闭、水泻及大腿处肌肉痿软无力等病症。推箕门性平和,有较好的利尿作用,多与揉丹田、按揉三阴交等相配合,用于治疗尿潴留等病症;与清小肠等相配合,用于治疗心经有热的小便赤涩不利

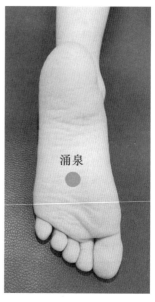

图5-8 足底穴位

等病症;治疗尿闭,则自上往下推或拿;治疗水泻无尿,则自下向上推,有利小便、实大便的作用;治疗股内痛或大腿处肌肉痿软无力,则轻拿足膀胱穴处的肌筋。

二、百虫(百虫窝)

【位置】 百虫又名血海,位于膝上内侧肌肉丰厚处,在髌骨内上缘2.5寸处。属足太阴脾经的经穴。

【操作】 有按揉百虫与拿百虫之分。以拇指指端或螺纹面的前1/3处着力,稍用力按揉百虫0.5 min左右,称按揉百虫;用拇指与示、中两指指端着力,提拿百虫3~5次,称拿百虫。

【作用】 通经活络,平肝熄风。

【主治】 常用于治疗四肢抽搐,下肢痿躄不用。多与拿委中、按揉足三里等相配合,以治疗下肢瘫痪、痹痛等病症;若用于惊风抽搐,则手法刺激宜重。

三、膝眼

【位置】 膝眼又名鬼眼,在髌骨下缘,髌韧带内外侧凹陷中。外侧凹陷称外膝眼,又称犊鼻,属足阳明胃经;内侧凹陷称内膝眼,又名膝目,属经外奇穴。

【操作】 有按膝眼、揉膝眼与掐膝眼之分。以拇指指端着力,或用拇、示两指端同时着力,稍用力按压一侧或内外两侧膝眼穴10~20次,称按膝眼;以一手或两手拇指螺纹面着力,揉动一侧或两侧膝眼穴0.5~1.0 min,称揉膝眼;若用拇指指甲掐一侧或两侧膝眼穴3~5次,称掐膝眼。

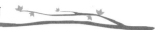

【作用】 通经活络,熄风止搐。

【主治】 常用于治疗下肢痿软无力、惊风抽搐、膝痛等病症。临床上按、掐膝眼多用于治疗惊风抽搐;揉膝眼配合拿委中多用于治疗下肢痿软无力,并能治疗膝关节软组织扭挫伤及膝部证。

四、足三里

【位置】 足三里又名三里,在外膝眼下 3 寸,距胫骨前嵴约 1 横指处,在胫骨前肌上。属足阳明胃经,系本经合穴。

【操作】 以拇指指端或螺纹面着力,稍用力按揉 0.5 ~ 1.0 min,称按揉足三里。

【作用】 健脾和胃,调中理气,导滞通络,强壮身体。

【主治】 常用于治疗腹胀、腹痛、呕吐、泄泻等消化系统疾病及下肢痿软乏力等病症。多与推天柱骨、分推腹阴阳等相配合,以治疗呕吐;与推上七节骨、补大肠等相配合,以治疗脾虚泄泻;常与捏脊、摩腹等相配合,用于小儿保健。

五、前承山

【位置】 又名条口,在前腿胫骨旁,与后承山相对处,在外膝眼下 8 寸,上巨虚穴下 2 寸。在足阳明胃经的循行线上,系小儿推拿的特定穴位。

【操作】 有掐前承山与揉前承山之分。以拇指指甲掐该穴 3 ~ 5 次,称掐前承山;用拇指螺纹面揉该穴 0.5 min 左右,称揉前承山。

【作用】 熄风定惊,行气通络。

【主治】 常用于治疗惊风、下肢抽搐、下肢痿软无力等病症。但掐、揉本穴主要治疗惊风抽搐。多与拿委中、按百虫、掐解溪等相配合,以治疗角弓反张、下肢抽搐;揉前承山能通经络,行气血,纠正畸形,与揉解溪等相配合,用于治疗下肢痿软无力、肌肉萎缩、足下垂等病症。

六、三阴交

【位置】 三阴交穴在内踝高点直上 3 寸,在胫骨内侧面后缘处。属足太阴脾经的经穴,系足三阴经之交会穴。

【操作】 有按三阴交和推三阴交之分。以拇指或示指、中指的螺纹面着力,稍用力按揉 20 ~ 50 次,称按揉三阴交;用拇指螺纹面着力,做自上而下或自下而上的直推法 1 ~ 2 min,称推三阴交。

【作用】 通血脉,活经络,疏下焦,利湿热,通调水道,亦能健脾胃,助运化。

【主治】 主要用于治疗泌尿系统疾病,多与揉丹田、推箕门等相配合,以治疗遗尿、癃闭等病症;亦常用于治疗下肢痹痛、瘫痪、惊风、消化不良等病症。

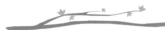

七、解溪

【位置】 又名解谷。在踝关节前横纹中点,在趾长伸肌腱与踇长伸肌腱两筋之间的凹陷中。属足阳明胃经的经穴,系本经五输穴之经穴。

【操作】 有掐解溪与揉解溪之分。以拇指指甲掐解溪 3 ~ 5 次,称掐解溪;用拇指指端或螺纹面着力,揉动 0.5 ~ 1.0 min,称揉解溪。

【作用】 解痉,止吐泻。

【主治】 常用于治疗惊风、吐泻、踝关节屈伸不利、足下垂等病症。

八、大敦

【位置】 名水泉,在足踇趾外侧,距趾甲根角 0.1 寸处。属足厥阴肝经的起始经穴,系本经井穴。

【操作】 以拇指指甲着力,掐大敦穴 5 ~ 10 次,称掐大敦。

【作用】 解痉熄风。

【主治】 常与掐十宣、掐老龙等相配合,以治疗惊风、四肢抽搐等病症。

九、丰隆

【位置】 丰隆在外踝尖上 8 寸(在外膝眼与外踝尖连线之中点),胫骨前缘外侧(距胫骨前嵴约 2 横指,即 1.5 寸),胫腓骨之间。属足阳明胃经之经穴,系本经络穴。

【操作】 以拇指或中指指端着力,稍用力在丰隆穴上揉动 0.5 ~ 1.0 min,称揉丰隆。

【作用】 和胃气,化痰湿。

【主治】 临床上多与揉膻中、运内八卦等相配合,用以治疗痰涎壅盛、咳嗽气喘等病症。

十、内庭

【位置】 内庭在第二跖趾关节前方,在第 2 ~ 3 趾缝间的纹头处。属足阳明胃经的经穴,系本经荥穴。

【操作】 以拇指指甲着力,稍用力在内庭穴上掐 3 ~ 5 次,称掐内庭。

【作用】 开窍、止搐。

【主治】 主要用于治疗惊风。

十一、太冲

【位置】 太冲在足背第 1 ~ 2 跖骨结合部之前方凹陷处(趾缝间上 1.5 寸),在踇长伸肌腱外缘处。属足厥阴肝经的经穴,系本经输穴,肝之原穴。

【操作】 以拇指指甲着力,稍用力在太冲穴上掐 3 ~ 5 次,称掐太冲。

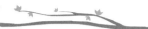

【作用】　平肝熄风。

【主治】　主要用于治疗惊风。

十二、委中

【位置】　在腘窝正中央,横纹中点,股二头肌腱与半腱肌腱的中间。属足太阳膀胱经的经穴,系本经合穴。

【操作】　以示、中指的指端着力,稍用力在委中穴扣拨该处的筋腱3～5次,称拿委中。

【作用】　疏通经络,熄风止痉。

【主治】　拿委中多用于治疗惊风抽搐;与揉膝眼、揉阳陵泉等相配合,以治疗下肢痿软无力;若用挤捏法或扯法至局部出现痧痕瘀斑,则多用于治疗中暑痧症等。

十三、后承山

【位置】　又名承山,在委中穴直下8寸,即委中穴与平昆仑穴处跟腱连线之中点,在腓肠肌交界之尖端,人字形凹陷处。属足太阳膀胱经的经穴。

【操作】　以示、中指指端着力,稍用力在后承山穴按拨该处的筋腱3～5次,称拿承山。

【作用】　通经活络,止痉熄风。

【主治】　拿后承山常与拿委中等相配合,有止抽搐、通经络之作用,以治疗惊风抽搐、下肢痿软、腿痛转筋等病症。

十四、仆参

【位置】　在昆仑穴下,外踝后下方,跟骨外侧下赤白肉际凹陷中。属足太阴膀胱经的经穴,系足太阳与阳跷脉的交会穴。

【操作】　有拿仆参和掐仆参之分。以拇指与示、中两指相对着力,稍用力在仆参穴上拿捏3～5次,称拿仆参;以拇指指甲着力,稍用力在仆参穴上掐压3～5次,称掐仆参。

【作用】　益肾健骨,舒筋活络,安神定志。

【主治】　主要用于治疗腰痛、足跟痛、晕厥、惊风、足痿不收等病症。拿仆参有益肾、舒筋之功,常与拿委中等相配合,以治疗腰痛;与按揉或拿后承山等相配合,以治疗霍乱转筋、足痿不收;掐仆参用于治疗晕厥、惊风。

十五、昆仑

【位置】　又名上昆仑。在跟腱与外踝尖中点之凹陷处。属足太阳膀胱经的经穴,系本经五输穴之经穴。

【操作】　以拇指指甲着力,稍用力在昆仑穴上掐3～5次,称掐昆仑。

【作用】　解肌通络,强腰补肾。

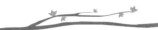

【主治】 掐昆仑主要用于治疗头痛、惊风。多与拿委中、拿承山等相配合,用以治疗腰痛、下肢痉挛、跟腱挛缩等病症;与拿仆参相配合,用以治疗足跟痛、足内翻等病症。

十六、涌泉

【位置】 在足掌心前1/3与后2/3交界处的凹陷中。属足少阴肾经的起始经穴,系本经井穴。

【操作】 有推涌泉、揉涌泉和掐涌泉之分。以拇指螺纹面着力,向足趾方向做直推法或旋推法 1 ~ 3 min,称推涌泉;以拇指螺纹面着力,稍用力在涌泉穴上揉 0.5 ~ 1.0 min,称揉涌泉;以拇指指甲着力,稍用力在涌泉穴上掐3~5次,称掐涌泉。

【作用】 滋阴、退热。

【主治】 推涌泉能引火归元,退虚热,多与揉上马、运内劳宫等相配合,以治疗五心烦热、烦躁不安、夜啼等病症;与退六腑、清天河水等相配合,可用于退实热。揉涌泉能治吐泻,左揉止吐,右揉止泻;掐涌泉能治惊风。

第五节　上肢穴位

本节以小儿特定穴为主,介绍常用脾经、肝经等 42 个穴位(图 5-9,图 5-10)。

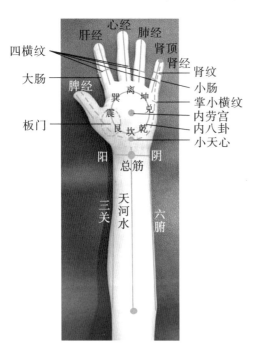

图 5-9　上肢掌面穴位

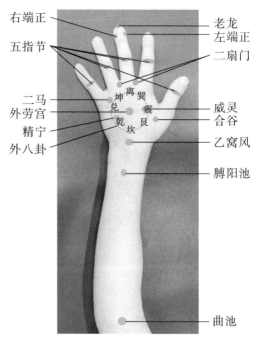

图 5-10　上肢背面穴位

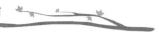

一、脾经(脾土)

【位置】　①在拇指桡侧缘近掌节,自掌指关节至指间关节横纹处(用于直推法补脾经);②在拇指桡侧缘自指尖至指根(用于直推法补脾经或清补脾经);③在拇指的螺纹面(用于旋推法补脾经)。

【操作】　医者用左手的环指和小指夹住小儿手,示指和拇指捏住小儿拇指,用右手拇指推之。具体操作方法有3种。①补脾经:将小儿拇指屈曲,自指间关节横纹处沿拇指桡侧推至掌指关节横纹处;或将小儿拇指伸直,自指端处沿拇指桡侧推至掌指关节横纹处,亦称为补脾土(图5-11)。②清脾经:将小儿拇指伸直,自指根至指尖来回推,亦称为清补脾经(图5-12)。③旋推脾经:将小儿拇指伸直,医者用拇指螺纹面在小儿的拇指螺纹面上做旋推法,亦称为旋推法补脾经(图5-13)。推2~5 min。

【作用】　脾为后天之本,补之可补虚扶弱,补血生肌,进饮食,化痰涎,助消化,止泻痢;清之可清热利湿,消食化积。

【主治】　食欲不振,呕吐,泄泻,疳积,痢疾,惊厥,黄疸,湿痰,痿证,疹、痘不出,改变面色等。

说明:经实验证明,推补脾经有以下作用。①对胃蠕动有促进作用;②可使胃液的酸度增高;③可使胃蛋白酶分泌增加;④对淀粉酶作用不明显。

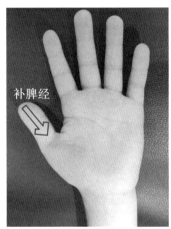
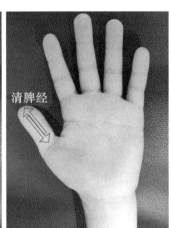
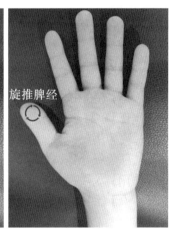

图5-11　补脾经　　　　　　图5-12　清脾经　　　　　　图5-13　旋推脾经

二、肝经(肝木)

【位置】　在示指掌面。

【操作】　将小儿的示指面向上,夹入医者左手虎口内,右手拇指推之。由指根推向指尖,称为泻肝经(图5-14);自指根至指尖来回推,称为清肝经或平肝经(图5-15);

由指尖推向指根,称为补肝经(图5-16)。推1~5 min。

【作用】 开郁,除烦,平肝胆之火,息风镇惊。

【主治】 目赤,昏闭,烦躁不安,惊风抽搐,口苦咽干。

说明:肝经一般用清法或泻法,不用补法,若肝虚应补时,则用补肾经代之,为滋肾养肝法。因肾为肝之母,补肾即补肝。如肝实或不采用本穴,可用泻心火,或用清天河水、清小肠穴代之,因肝为心之母,实则泻其子,心与小肠相表里。

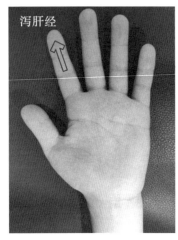
图5-14 泻肝经

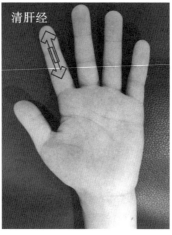
图5-15 清肝经

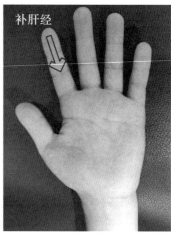
图5-16 补肝经

三、心经(心火)

【位置】 在中指掌面。

【操作】 将小儿的中指指面向上,夹入医者左手虎口内,右手拇指推之。由指根推向指尖,称为泻心经(图5-17);自指根至指尖来回推,称为清心经(图5-18);由指尖推向指根,称为补心经(图5-19)。推1~5 min。

【作用】 清热,泻心火,补益心血,养心安神。

【主治】 小便不利,口舌生疮,目赤,五心烦热,惊惕不安。

说明:心经一般用泻法或清法,不用补法,因心火不能妄动;若心气虚或心血虚者应补时,可用补脾经代之。若心气虚者或不采用本穴,可用清天河水穴代之。如患儿高热并见两颧腮部色赤尤甚,为火来烁金,可有剧咳发作,应采用泻法,推1~2次后,多见两颧腮部色赤消退,对剧咳也可缓解。但对患有肺结核的两颧腮部色赤者,用之无效。

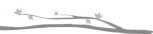

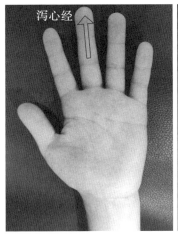

图 5-17 泻心经

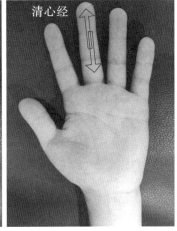

图 5-18 清心经

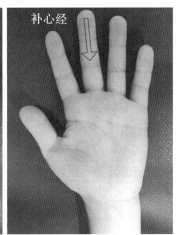

图 5-19 补心经

四、肺经(肺金)

【位置】 在环指掌面。

【操作】 将小儿的环指指面向上,夹入医者左手虎口内,右手拇指推之。由指根推向指尖,称为泻肺经(图 5-20);由指根至指尖来回推,称为清肺经(图 5-21);由指尖推向指根,称为补肺经(图 5-22)。推 1~5 min。

【作用】 宣肺止咳,顺气化痰,疏风解表,清热通便。

【主治】 感冒发热、咳喘、肺炎、肺虚、自汗、盗汗、便结等症。

说明:肺经一般用清法或泻法较多,用补法较少。小儿慢性腹泻、虚寒泻,应用本穴时应慎重,推清本穴时间要少,或不取本穴;用之不当,多见腹泻加剧;如患急症需用本穴时,可推清本穴 1~2 次,待症见缓解后,应停用。自汗、盗汗及脱肛可用补法,对肺风喘急等症禁用补法。

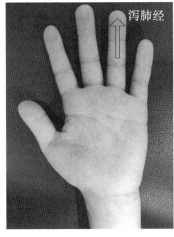

图 5-20 泻肺经

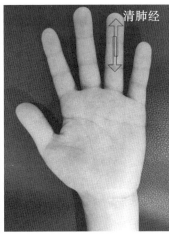

图 5-21 清肺经

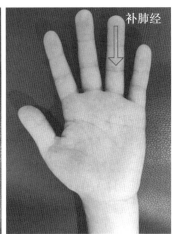

图 5-22 补肺经

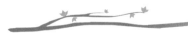

五、肾经(肾水)

【位置】 在小指掌面,自指尖至指根呈一直线。

【操作】 将小儿的小指指面向上,夹入医者左手虎口内,右手拇指由小儿小指指尖推至指根,称补肾经(图5-23)。推1~5 min。

【作用】 肾为先天之本,补肾经可补肾益脑,益气助神,纳气定喘,温下元,止虚火等。

【主治】 五更泻,遗尿,尿频,肾虚咳喘,惊风,癫痫,牙痛,骨软无力,先天不足。

说明:清肾经一般不用。清肾经有清利下焦湿热的作用,可用于治疗膀胱蕴热而致的小便赤涩等症。临床上肾经穴一般用补法,需用清法时,常以清小肠代之。

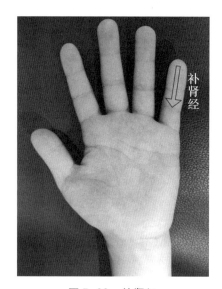

图5-23 补肾经

六、大肠

【位置】 在示指桡侧缘,自指尖至指根呈一直线。

【操作】 将小儿示指固定于医者左手虎口内,以右手拇指外侧缘推之。自指尖推向指根称补大肠(图5-24);自指根推向指尖称泻大肠(图5-25);来回推称清大肠,或称平补平泻大肠(图5-26)。推1~5 min。

【作用】 补之固肠涩便,泻之清利脏腑湿热,平补平泻导积滞。

【主治】 积食,口疮,痢疾,泄泻,肛门红肿,脱肛,翻肛,便秘。

说明:补大肠有固肠涩便之功,但水泻(即湿热泻)时,应以利尿为主,推大肠时先用泻法、清法,等尿多后再用补法;里急后重时先用泻大肠,症状缓解后改为清大肠或补大肠。虚证、脱肛者要用补法；翻肛、肛门红肿、便秘者用泻法或清法。黄氏小儿推拿流派在临床上，推大肠常和分阴阳配合使用，意欲调理大肠功能，使其大便正常，以防疗治过极，避免造成小儿由便秘转为腹泻，或由腹泻转为便秘。

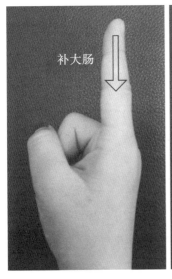
图5-24　补大肠

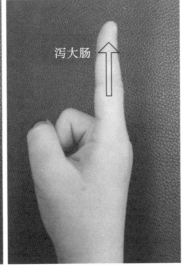
图5-25　泻大肠

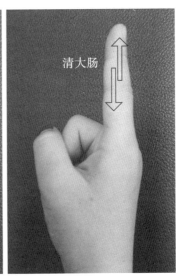
图5-26　清大肠

七、小肠

【位置】　在小指尺侧缘，自指根至指尖呈一直线。

【操作】　患儿立掌，医者以拇指和其余四指相对，侧握患儿四指，使其小指尺侧面暴露，再以右手拇指推之，自指根推向指尖，称利小肠，或称清小肠和泻小肠（图5-27）。一般推1~5 min；若单独利小肠，可推10 min（如无小便时用）。

【作用】　分别清浊，泻热利尿。

【主治】　水泻无小便，尿频，尿闭，尿少，口疮，伸舌，弄舌，木舌，口唇裂，尿道炎。

八、胃经

【位置】　在大鱼际桡侧赤白肉际，由掌根至拇指根部。

【操作】　医者一手持患儿手掌，用另一手拇指螺纹面自患儿掌根推至拇指根部，称为泻胃经（图

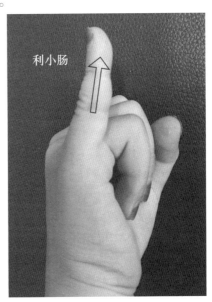
图5-27　利小肠

5-28）；医者用拇指螺纹面，自患儿第一掌骨桡侧的掌指关节处推至掌根部，称为补胃经（图5-29）。医者用拇指螺纹面，在患儿第一掌骨桡侧来回推，称为清胃经（图5-30）。泻胃经、补胃经和清胃经统称为推胃经，推1~3 min。

【作用】　补胃经能健脾胃，助运化；泻胃经具有清中焦湿热、泻胃火、除烦止渴的作用；清胃经能和胃降逆，理气消积。

【主治】　补胃经治疗脾胃虚弱引起的消化不良、食欲不振。泻胃经治疗口臭、呕吐吞酸、脘腹胀满、发热烦渴、便秘、善食易饥、衄血等实证。清胃经治疗胃痛、胃胀、嗳气、纳呆等因胃中食积所致的中焦气机不畅之证。

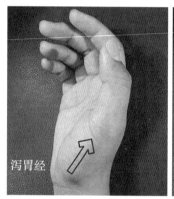
图5-28　泻胃经

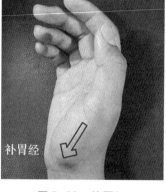
图5-29　补胃经

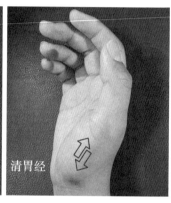
图5-30　清胃经

九、小天心（鱼际交）

【位置】　在手掌根正中处，大、小鱼际之间凹陷中（图5-31）。

【操作】　令小儿掌心向上，医者用拇指、中指指端揉之，或用拇指指甲掐之，或右手半握拳用示、中指第一、第二节背面捣之。揉1~3 min；掐3~5次；捣5~20次。

【作用】　掐揉小天心具有清热、镇惊、利尿、明目的作用。掐、捣小天心能镇惊安神。

【主治】　本穴性凉，为清心安神的要穴。掐揉小天心用于心经有热而致的目赤肿痛、口舌生疮、惊惕不安，或心经有热，移热于小肠，而见小便短赤等症。揉小天心还可用于小儿遗尿、疮疖、疹痘欲出不透等；掐、捣小天心常用于小儿惊风抽搐、夜啼、惊惕不安等症。眼上翻者则向下掐、捣；右斜视者则向左掐、捣；左斜视者，则向右掐、捣。本穴与内劳宫同属

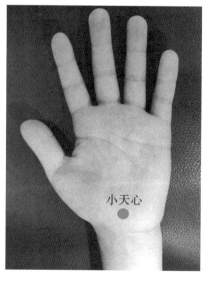
图5-31　小天心

心包经,均能清心经之热,镇惊安神,但内劳宫清热力强,小天心偏于安神,且能利尿、透疹。

十、阴阳

【位置】　位于腕后横纹,总筋穴的两侧,桡侧为阳穴(或称阳池穴),尺侧为阴穴(或称阴池穴)。

【操作】　医者以两手拇指自总筋穴向两侧分推,称分阴阳(图5-32);自总筋两侧的阴池穴、阳池穴向总筋穴合推,称合阴阳(图5-33)。推1~2 min。临床上也可用一手拇指自总筋穴仅向一侧分推,称单分阴或单分阳(或称重分阴、重分阳)。

【作用】　分阴阳有调和脏腑、平衡阴阳的作用;合阴阳有利痰散结的作用。

【主治】　分阴阳多用于阴阳不调,气血不和而致寒热往来、烦躁不安、腹胀、腹泻、呕吐等症;若实热证阴池宜重分,虚寒证阳池宜重分,使阴阳平衡,气血调和。合阴阳多用于痰结、喘嗽、胸闷等症。

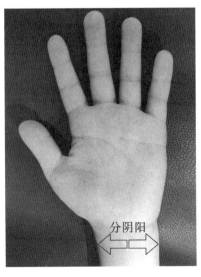

图5-32　分阴阳

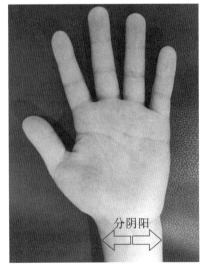

图5-33　合阴阳

十一、板门

【位置】　在拇指下,手掌大鱼际平面。

【操作】　医者一手持患儿手,用另一手拇指指端揉小儿大鱼际,称揉板门或运板门(图5-34);使小儿大鱼际暴露,医者用右手拇指来回推之,称清板门(图5-35);用推法自拇指根推向腕横纹,称板门推向横纹(图5-36),反之称横纹推向板门(图5-37)。揉0.5~1.0 min,推1~3 min。

【作用】 揉板门能健脾和胃,消食化滞,运达上下之气;清板门能清泄胃热,理气消积;板门推向横纹能健脾止泻;横纹推向板门能降逆止呕。

【主治】 食欲不振、呕吐、泄泻、感冒发热、高热不退、阴虚内热、疹痘潮热不退或疹痘后低热、烦躁不安、口臭、鼻出血、鼻腔炎、上牙龈红肿、光面舌、舌苔厚等。

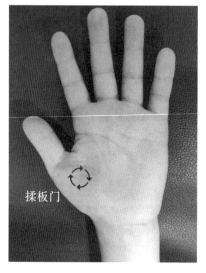

图 5-34　揉板门

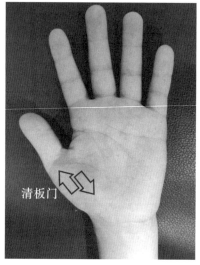

图 5-35　清板门

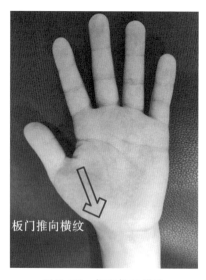

图 5-36　板门推向横纹

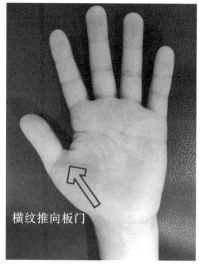

图 5-37　横纹推向板门

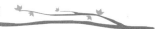

十二、内劳宫

【位置】 在掌心中央。

【操作】 用拇指或中指指端掐揉之,称掐揉内劳宫(图5-38);以中指指端点患儿手掌中心处,微用力后迅速抬起,称点内劳宫;在掌心中滴几滴凉水,以指端逆运内劳宫,或从小指根部掌面运到掌心,称运内劳宫或水底捞明月(图5-39)。揉1～3 min,运10～30次,掐3～5次。

【作用】 揉内劳宫能清热除烦,泻心火。运内劳宫能清心、肾两经虚热。

【主治】 一切热证,发热,口渴,心烦不宁,睡眠不宁,口疮,目赤,小便不利。

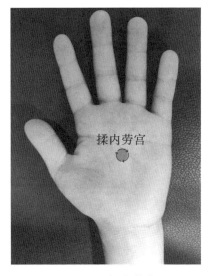
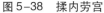
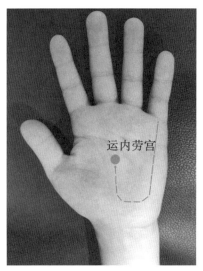

图5-38 揉内劳宫 　　　　　　　　　图5-39 运内劳宫

十三、内八卦(内八方)

【位置】 在手掌内。取法:以左手为例,掌根在上为北,以内劳宫为圆心,以内劳宫到中指根横纹的2/3处为半径画圆,内八卦即分布在该圆周上。中指根下为离属南,小天心穴之上为坎属北,在大鱼际侧离至坎半圆的中点为震属东,小鱼际侧离至坎半圆的中点为兑属西。西北为乾,东北为艮,东南为巽,西南为坤(图5-40)。

【操作】 以左手为基准,医者左手托小儿四指,使掌心向上,右手以拇指外侧缘在穴上推运,自乾卦起至兑卦止,周而复始,顺时针方向推运称顺运内八卦(图5-41);若从兑卦起至乾卦止,逆时针方向推运称逆运内八卦(图5-42);在部分卦位上可以分运,称分运内八卦。操作时应盖住或轻运离宫。运1～3 min。

【作用】 顺运八卦能宽胸理气、止咳化痰、行滞消食,侧重于宽胸理气、行滞消食,主要用于治疗消化系统疾病,如厌食、腹泻、消化不良等。顺运内八卦气是上升的,偏温性,因此不适合用于便秘和呕吐等症状。逆运八卦能降胃气、消宿食、增饮食,侧重于止咳平喘、和胃降逆止呕,主要用于治疗呼吸系统疾病和消化系统疾病,如咳嗽、呕吐等。逆运内八卦气是下降的,偏凉性,因此不适合用于脾虚腹泻及遗尿等症状。分运内八卦:从乾震顺运能安魂;从巽兑顺运能定魄;从离乾顺运能止咳;从坤坎顺运能清热;从坎巽顺运能止泻;从巽坎逆运能止呕;从艮离顺运能发汗。

【主治】 咳嗽、痰喘、呕吐、食积、食欲不振、腹泻、腹胀、便秘、烦躁不安等。

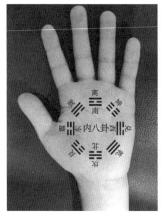
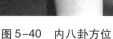
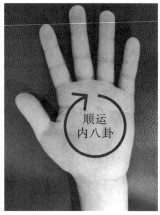
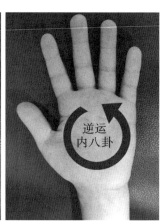

图 5-40　内八卦方位　　　　　图 5-41　顺运内八卦　　　　　图 5-42　逆运内八卦

十四、四横纹

【位置】 双手掌面示指、中指、环指、小指第一指间关节横纹处为四横纹(图 5-43)。其中点又称为四缝。

【操作】 使小儿掌心向上,用拇指桡侧缘从示、中、环、小指第一指间关节横纹处逐个来回推之或掐之,称清四横纹(推四横纹)或掐四横纹(图 5-44);推四横纹亦可用拇指在四指第一指间关节横纹处左右来回横擦。每个横纹推 0.5 ~ 1.0 min(独穴共用需 8 min)或每个横纹掐 5 ~ 8 次。

【作用】 掐四横纹能退热除烦,散瘀结。推四横纹具有调中行气、和气血、消胀满的作用。

【主治】 腹胀、口疮、唇裂、伤食、消化不良、疳积、食欲不振、胸闷痰喘等。

说明:推或掐四横纹常用于消腹胀、治疳积,疳积严重者可用毫针或三棱针在该穴处点刺放血。

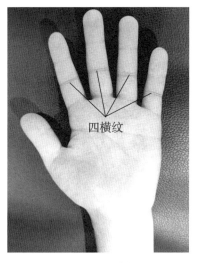

图 5-43　四横纹

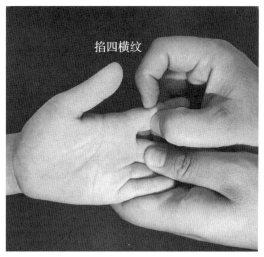

图 5-44　掐四横纹

十五、小横纹

【位置】　双手掌面示指、中指、环指、小指掌指关节横纹处为小横纹(图 5-45)。

【操作】　小横纹有掐法和推法两种操作。医者一手持患儿四指,使其掌心向上,用另一手拇指指甲从患儿示指掌指关节横纹依次掐至小指,称掐小横纹;医者用拇指螺纹面来回循环推四指掌指关节处,称推小横纹。掐 3 ~ 5 次,推 1 ~ 3 min。

【作用】　推、掐小横纹能退热、消胀、散结。推小横纹能治肺部干啰音。掐小横纹用于治疗脾胃热结、口唇破烂及腹胀等症。

【主治】　脾虚作胀、慢性咳嗽、口唇破裂、口舌生疮等。

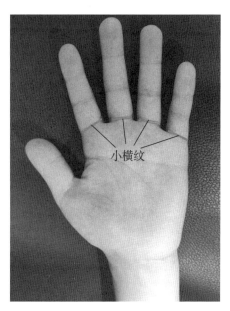

图 5-45　小横纹

十六、掌小横纹

【位置】 在掌面小指根横纹之下,掌横纹尺侧之上的高起部位(图5-46)。

【操作】 令小儿掌心向上,医者以右手中指按揉之,称揉掌小横纹。揉1~5 min。

【作用】 清热散结,宽胸宣肺,止咳化痰。

【主治】 本穴是治疗百日咳、肺炎的要穴,可以治疗肺部湿啰音。揉掌小横纹常用于治疗喘咳、口舌生疮等。

说明:本穴对呼吸系统疾病效果好。

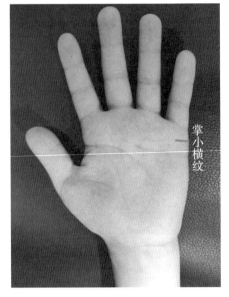

掌小横纹

图5-46 掌小横纹

十七、肾顶

【位置】 在小指掌面末端处(图5-47)。

【操作】 医者以左手虎口夹住小儿小指,右手中指指面揉之,称揉肾顶。揉1~3 min。

【作用】 收敛元气,固表止汗。

【主治】 自汗、盗汗、大汗淋漓、解颅、水疝等。

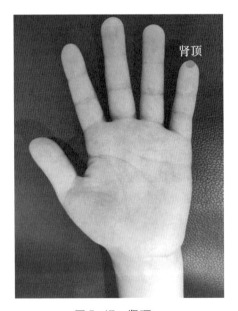

肾顶

图5-47 肾顶

十八、肾纹

【位置】　小指掌面末节横纹处(图5-48)。

【操作】　医者以左手虎口夹住小儿小指,右手中指指面揉之,称揉肾纹。揉1~3 min。

【作用】　祛风明目,散瘀热,引内热外行。

【主治】　目赤肿痛、口舌生疮、热毒内陷、内热外寒、高热手足凉等。

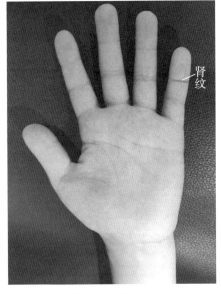

图5-48　肾纹

十九、运水入土

【位置】　自小指掌面指尖(肾水穴)至拇指桡侧缘指尖(脾土穴),沿手掌边缘呈一条弧线(图5-49)。

【操作】　医者自小儿小指掌面指尖起,沿手掌边缘,经小天心穴推运至拇指桡侧缘指尖。推1~3 min。

【作用】　健脾助运,润燥通便。

【主治】　多用于治疗脾胃虚弱所致的完谷不化、腹泻、痢疾、便秘、疳积等。

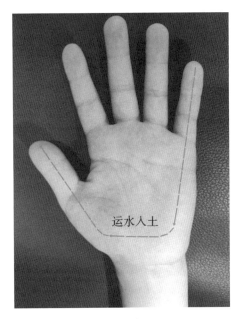

图5-49　运水入土

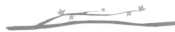

二十、运土入水

【位置】 自拇指桡侧缘指尖(脾土穴)至小指掌面指尖(肾水穴),沿手掌边缘呈一条弧线(图5-50)。

【操作】 医者自小儿拇指桡侧缘指尖开始,沿手掌边缘,经小天心穴推运至小指掌面指尖。推1~3 min。

【作用】 清脾胃之湿热,补肾水之不足。

【主治】 多用于新症、实证,如湿热内蕴所致的少腹胀满、泄泻、痢疾、小便赤涩等。

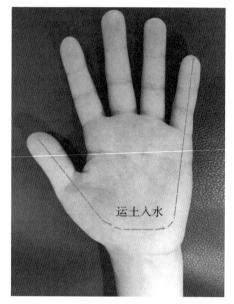

图5-50 运土入水

二十一、总筋

【位置】 在掌面腕横纹的中点(图5-51)。

【操作】 医者左手托小儿手,使其掌心向上,右手中指揉之,称揉总筋;或用拇指掐之或掐揉之,称掐总筋或掐揉总筋。揉1~3 min,掐3~5次。

【作用】 泻热散结,通调周身气机。

【主治】 心经有热,惊风,夜啼,潮热,口舌生疮,实火牙痛,以及一切实热证。

说明:本穴为治疗口疮主穴之一,尤其对舌尖及舌面口疮糜烂疗效好。

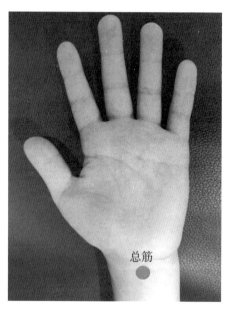

图5-51 总筋

二十二、天河水

【位置】　在前臂内侧正中,自腕横纹中点(总筋)至肘横纹中点(曲泽)呈一直线。

【操作】

1. 清天河水　医者左手托住小儿前臂及手腕,使其掌心向上,右手拇指或示、中指并拢,用指面向心方向推之,即自总筋穴推至曲泽穴,称清天河水(图5-52)(所有穴向心推为补,唯独天河水向心推为清)。该穴常用清法,推1~3 min。

2. 大清天河水　在前臂掌面,由内劳宫推至曲泽穴,称大清天河水(图5-53)。拿法、推法同上。1~3 min。

3. 打马过天河水　拿法同上,医者先以右手中指运小儿内劳宫,再以示、中二指的指端蘸凉水,自总筋、内关、间使循天河水向上弹打至曲泽穴(洪池穴)。各穴弹打3~5下为1遍,弹打3遍为1次治疗。

【作用】　清热除烦,镇惊,泻心火,利尿。

【主治】　外感发热,口渴,口干,烦躁,夜啼,睡眠不宁,口疮、重舌、木舌、伸舌、弄舌,痰喘,咳嗽,小便短涩等一切热证。

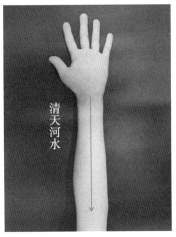

图5-52　清天河水

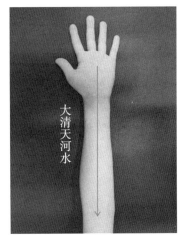

图5-53　大清天河水

二十三、三关(上三关)

【位置】　在前臂桡侧缘,自腕横纹至肘横纹呈一直线。

【操作】　令小儿掌侧位,掌心向内。医者左手托住小儿尺侧腕关节,示、中二指并拢直托小儿前臂,以右手拇指或并拢的示、中二指指面在前臂桡侧,由腕横纹起推至肘横纹,称推三关(或称推上三关)(图5-54)。自小儿拇指外侧推向肘称为大推三关(图5-55)。推1~3 min。

【作用】　补虚扶弱,助气和血,培补元气,温阳散寒,熏蒸取汗。

【主治】 一切虚寒证,营养不良性贫血,黄疸,瘫痪,痘疹欲出不透,下肢痿软(婴儿瘫),疮疖(无脓期,有助成脓),手足厥冷,面色无华,食欲不振,疳积,吐泻等。

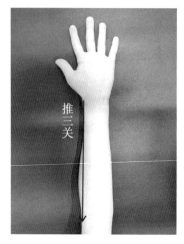
图5-54 推三关

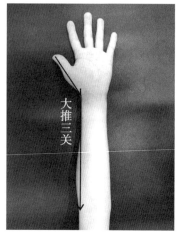
图5-55 大推三关

二十四、六腑(下六腑)

【位置】 在前臂尺侧缘,自肘横纹至腕横纹呈一直线。

【操作】 令小儿掌侧位,掌心向内。医者左手握住小儿桡侧腕关节,以右手拇指或并拢的示、中二指指面在前臂尺侧,由肘横纹起推至腕横纹,称退六腑(或称退下六腑)(图5-56)。自肘部推至小指尺侧端,称大退六腑(图5-57)。推1~3 min。

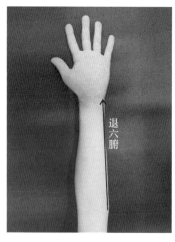
图5-56 退六腑

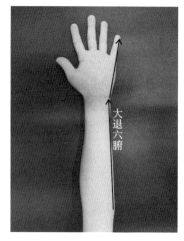
图5-57 大退六腑

【作用】 凉血,退热,解毒。

【主治】 一切实热证,高热不退,惊厥,烦躁,口疮,重舌,木舌,牙龈红肿,咽喉肿痛,腮腺炎,赤痢,便秘,无名肿毒,疮疖(红肿期),疹痘不消等。

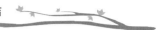

说明:退六腑与推三关,是大凉大热之法,可单用,亦可合用。气虚体弱、畏寒怕冷,可单用推三关;高热烦渴、发斑等,可单用退六腑;合用能平衡阴阳,防止大凉大热,伤其正气。寒热夹杂,以热为主,退六腑三数,推三关一数,即3∶1推之,通常称为退三推一;若以寒为重,退六腑一数,则推三关三数,即1∶3,谓之推三退一法。

二十五、乙窝风(一窝风)

【位置】　在手背腕横纹正中凹陷处(图5-58)。

【操作】　使小儿掌心向下,医者以右手中指或拇指指面揉之,称揉乙窝风。揉1~5 min。

【作用】　发散风寒,宣通表里,温中行气,利关节,止痹痛。

【主治】　伤风感冒,腹痛,痹痛,急慢惊风。

说明:拇指揉多用于发散风寒。中指揉多用于温中行气,利关节,止痹痛。

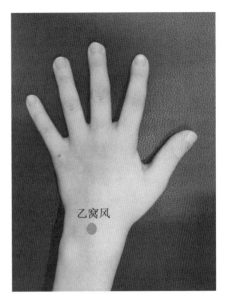

图5-58　乙窝风

二十六、外劳宫

【位置】　在手背中央与内劳宫相对处(图5-59)。

【操作】　医者左手托小儿四指,使其掌心向下,以右手拇指或中指指端揉之,称揉外劳宫。揉1~3 min。

【作用】　温中散寒,温固下元,升阳举陷。

【主治】　肠鸣腹痛,腹泻,寒痢,大便色青或绿,便物不化或有黏液,疝气,脱肛,遗尿,蛔虫腹痛。

说明:本穴为补元阳之主穴,穴位温热,能内达外散。揉之能发汗,凡脏腑凝寒痼冷,用之有温通作用,但温通之中又有收敛作用,而不致温散太过。

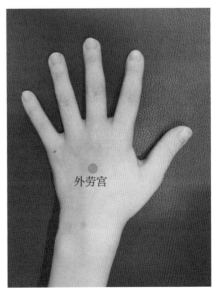

图5-59　外劳宫

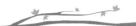

二十七、二马(二人上马,上马)

【位置】 在手背第四、五掌骨小头后凹陷中(图5-60)。

【操作】 使小儿掌心向下,医者左手示指垫于小儿小横纹穴处,其余手指握住小儿示、中、环指,使小儿环指与小指之间的缝隙加大,利于穴位操作;右手拇指或中指指端斜行插入穴中,上下揉动,称揉二马。揉1~5 min。

【作用】 补肾潜阳,引火归元,行气散结,利尿通淋。

【主治】 小便闭塞,淋证,痰湿,咳喘,牙痛,睡时磨牙,久病体虚,夜啼,干啰音。

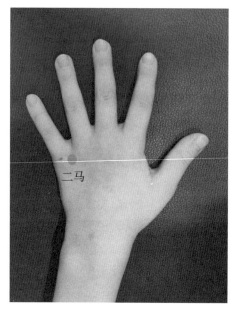

图5-60 二马

二十八、威灵

【位置】 手背外劳宫旁,第二、三掌骨之间(图5-61)。

【操作】 使小儿掌心向下,医者以右手拇指或中指指端掐揉或掐之,称掐揉威灵或掐威灵。掐揉2~3 min,掐5~10次。

【作用】 开窍醒神,清脑,止抽搐。

【主治】 急惊暴死、昏迷不醒、头痛、高热神昏,为急救要穴。配穴:掐威灵配掐人中、掐十宣、掐仆参、掐精宁——用于急救。

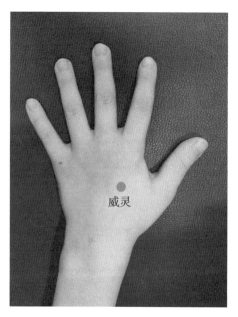

图5-61 威灵

二十九、精宁

【位置】 手背外劳宫旁,第四、五掌骨之间(图5-62)。

【操作】 使小儿掌心向下,医者以右手拇指或中指指端掐揉或掐之,称掐揉精宁或掐精宁。掐揉2~3 min,掐5~10次。

【作用】 行气,破积,化痰。

【主治】 眼内胬肉、疳积、干呕、气吼、痰喘,用于急救。

说明:体虚患儿慎用本穴,以防克消太甚,元气受损。必须用时,应多与补肾经、补脾经、推三关、捏脊等补益穴同用。

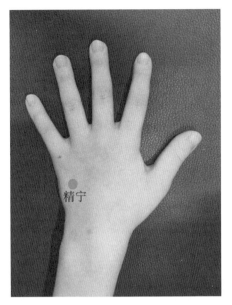

图5-62 精宁

三十、合谷

【位置】 手背第一、二掌骨之间,近第二掌骨中点(图5-63)。

【操作】 使小儿掌心向下,医者以右手拇指或中指指端揉或掐之,称揉合谷或掐合谷。揉1~3 min,掐5~10次。

【作用】 通瘀散结,降胃气,止呕吐,清利咽喉。

【主治】 咽喉肿痛、牙痛、面瘫、呕吐、恶心等。

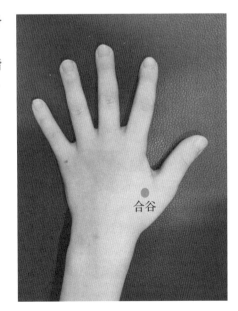

图5-63 合谷

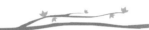

三十一、外八卦

【位置】 在手背与内八卦相对处。取法:以外劳宫为圆心,以外劳宫到中指指根2/3处为半径画圆,外八卦就在该圆上(图5-64)。

【操作】 医者左手托小儿四指,使其掌心向下,以右手拇指外侧缘在穴上推运,顺时针方向推运称顺运外八卦(图5-65);逆时针方向推运称逆运外八卦(图5-66)。操作时应盖住或轻运离宫。推1~3 min。

【作用】 逆运外八卦与顺运外八卦的作用相似。行气活血,通滞散结。

【主治】 胸闷、腹胀、便结、肠麻痹等。

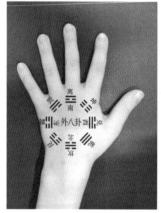
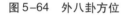
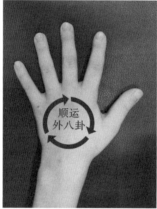
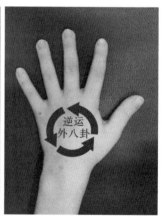

图5-64 外八卦方位　　　图5-65 顺运外八卦　　　图5-66 逆运外八卦

三十二、二扇门

【位置】 手背中指掌指关节两侧凹陷中(图5-67)。

【操作】 医者以示、中指指端斜行插入二扇门穴后,上下揉动,称揉二扇门;或用双手拇指指甲掐之,称掐二扇门。揉1~5 min,掐3~5次。

【作用】 发汗透表,退热平喘。

【主治】 伤风感冒、发热无汗、痰喘气粗、呼吸不畅、惊风抽搐、痘疹欲出不透等。

说明:二扇门穴常用于实热证及体壮的患儿,对于虚证及体弱者用乙窝风较安全。体虚患儿须用二扇门时,必须先固表(补脾经、补肾经、揉肾顶),然后再用汗法。

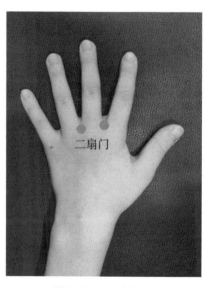

图5-67 二扇门

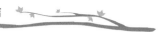

三十三、五指节

【位置】　手背五指第一指间关节处(图5-68)。

【操作】　医者左手托小儿手,使掌心向下;以右手拇指指甲依次从小儿拇指第一指间关节掐至小指的第一指间关节,称掐五指节;或掐后继揉,称掐揉五指节。掐3~5次,单个掐揉0.5~1.0 min。

【作用】　安神镇惊,开窍,祛痰。

【主治】　惊风,抽搐,惊惕不安,昏迷,夜啼,睡卧不宁,痰喘,指间关节屈伸不利。

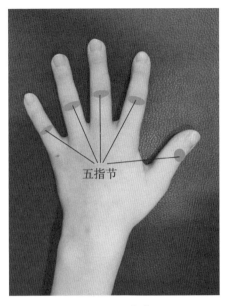

图5-68　五指节

三十四、十宣(十王)

【位置】　在双手十指尖,近甲缘(图5-69)。

【操作】　可用掐法或针刺放血法。以拇指指甲依次掐之,称掐十宣。掐3~5次。

【作用】　开窍醒神,清热降火。

【主治】　急惊暴死,抽搐,高热,神昏,烦躁,夜啼。用于急救。

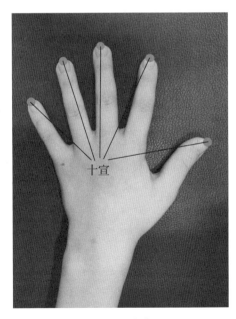

图5-69　十宣

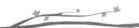

三十五、老龙

【位置】 在中指背,距指甲根中点1分许（图5-70）。

【操作】 以拇指指甲掐之,称掐老龙;或掐后继揉之,称掐揉老龙。掐3～5次,掐揉10～30次。

【作用】 醒神开窍,回阳救逆。

【主治】 急惊暴死,昏迷不醒,高热抽搐,睡卧不宁。用于急救。

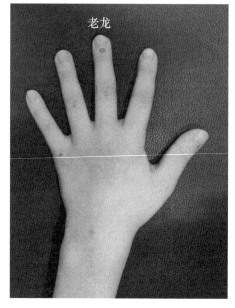

图5-70 老龙

三十六、左端正

【位置】 中指末节桡侧缘（靠拇指侧）中点,指甲根旁1分许（图5-71）。

【操作】 以拇指指甲掐之,称掐左端正;或掐后继揉之,称掐揉左端正。掐3～5次,掐揉10～30次。

【作用】 有升提之功、止泻之能。

【主治】 慢性痢疾,脱肛,泄泻（虚寒泻）,眼右斜视。

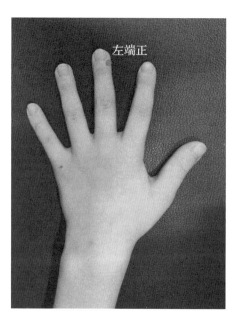

图5-71 左端正

三十七、右端正

【位置】　中指末节尺侧缘（靠小指侧）中点，指甲根旁1分许（图5-72）。

【操作】　以拇指指甲掐之，称掐右端正；或掐后继揉之，称掐揉右端正。掐3～5次，掐揉10～30次。

【作用】　降逆，止吐，止血。

【主治】　呕吐，鼻出血，眼左斜视。

说明：本穴对止鼻出血有良效。除掐法外，亦可用绳扎法，即用细绳由中指第二指间关节横纹起扎至指端（不可过紧），扎好后让患儿静卧片刻可止血。

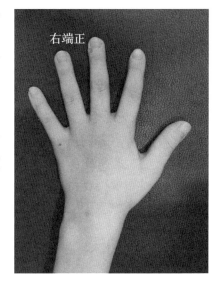

图5-72　右端正

三十八、少商

【位置】　拇指末节桡侧缘，距指甲根1分许（图5-73）。

【操作】　以拇指指甲掐之，称掐少商；亦可用三棱针点刺放血。掐3～5次。

【作用】　开窍醒神，通瘀散结。

【主治】　咽喉肿痛，咳嗽，气喘，惊厥。

说明：本穴对咽喉肿痛，急、慢性喉痹，扁桃体炎，声带水肿以及惊厥等症用之有效。一般轻症可用掐法，如病情较重可用三棱针点刺放血。

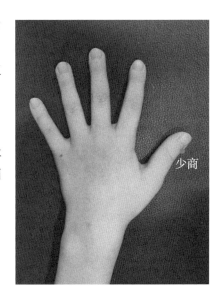

图5-73　少商

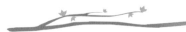

三十九、列缺

【位置】 ①在手腕两侧凹陷处,非针灸取穴(可用拿法操作);②桡骨茎突上方,两手虎口交叉,示指指端下取穴(可用掐法操作)(图5-74)。

【操作】 ①以拇、示二指分别按于手腕两侧的列缺穴,相对夹持,一紧一松,反复增减用力,称拿列缺。拿1~2 min。②以拇指指甲掐之,称掐列缺。掐3~7次。

【作用】 发汗解表,清脑降逆。

【主治】 拿法治疗风寒感冒、惊风、昏迷不醒等;掐法治疗头痛、头胀、牙痛等。

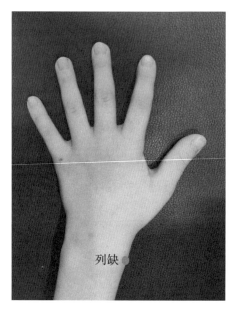

图5-74 列缺

四十、膊阳池(支沟)

【位置】 在乙窝风穴上3寸的凹陷中(图5-75)。

【操作】 以拇指或中指指端揉之,称揉膊阳池;以拇指指甲掐之,称掐膊阳池。揉1~3 min,掐3~5次。

【作用】 降逆,清脑,止头痛,通便。

【主治】 头晕、头痛、惊风、癫痫、大便秘结等。

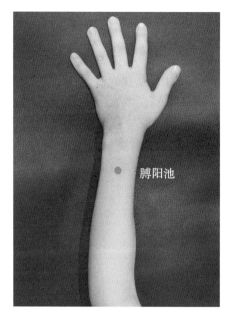

图5-75 膊阳池

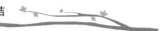

四十一、洪池（曲泽）

【位置】 屈肘，在肘横纹中点，肱二头肌腱的尺侧缘（图5-76）。

【操作】 可用拿法、摇法、揉法或挤捏法。拿或摇3~7次，挤捏每日1次。

【作用】 清心泄热，调和气血，通经活络。

【主治】 心悸，胸痛，胃痛，呕吐，腹泻，关节痹痛。

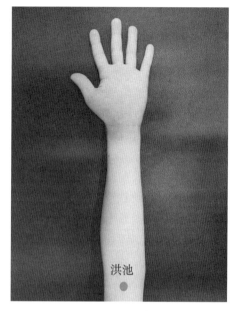

图5-76 洪池

四十二、曲池

【位置】 屈肘时，在肘横纹桡侧端凹陷处，位于尺泽与肱骨外上髁连线中点（图5-77）。

【操作】 可用拿法或掐法。掐3~7次。

【作用】 通瘀散结，活血脉，止痹痛。

【主治】 发热，咽喉肿痛，上肢瘫痪、麻木，手指伸屈不利及手臂肿痛等。

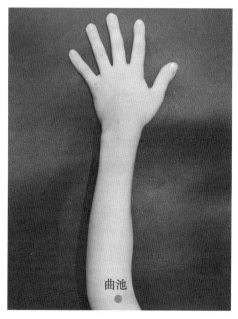

图5-77 曲池

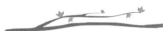
第六节　小儿全身筋结

黄氏小儿推拿流派认为,人体脏腑或组织发生病变或症状时,会导致气血在其他部位出现阻滞和聚集,形成手法触摸时疼痛的筋结。这些筋结是与全身脏腑、器官和组织相应的,也是治疗病症和促进修复的关键。黄氏小儿推拿流派系统地总结了各种筋结的位置和作用,并在临床中广泛应用,创立了独特的小儿拨筋疗法。筋结不仅影响身体表面,而且影响身体深层,主要分布在脊椎骨两侧的筋肉中,这里是筋结最集中的地方,它们可以调节五脏六腑的功能。

筋结的僵硬程度和疼痛感可以反映身体组织的损伤和修复能力。如果推拿筋结时患者感到明显疼痛,说明筋结较重,也说明相应的身体组织有较强的调整和修复能力;如果推拿筋结时医者只能感觉到筋结的硬度,而患者没有明显疼痛感,说明筋结较轻,或者相应的身体组织损伤不严重或调整和修复能力较弱;如果推拿筋结时医者和患者都没有明显感觉,说明没有筋结,或者相应的身体组织没有损伤或没有调整和修复能力。

筋结是导致身体不适的根本原因,黄氏小儿推拿流派称之为"症结"。如果轻轻碰触筋结就疼痛,说明相应的脏腑组织或器官有问题。需要通过手法、膏摩或局部温灸等方法反复刺激筋结,直到筋结消失或疼痛减轻,方能消除身体不适,恢复身体组织的功能,病才能痊愈。

一、头部筋结

（一）眼周筋结

【位置】　位于眼眶周围的筋结点,其具体位置大致与眼周穴位位置一致(图5-78)。

【操作】　使用拨筋棒拨揉或刮痧板刮拭,可温敷。

【作用】　明目,通络。

【主治】　能够有效缓解眼睛疲劳。治疗迎风流泪、结膜炎、目赤肿痛、睑缘炎、近视、夜盲、斜视等。

（二）耳前筋结

【位置】　位于耳屏前方下颌骨髁状突的后方和下颌骨髁状突直上、颧弓上缘处,其具

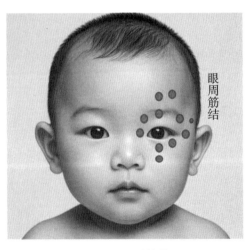

图5-78　眼周筋结

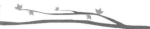

体位置大致与听宫穴和上关穴位置相似(图5-79)。

【操作】 可用指拨法左右拨动或拨筋棒拨揉,可温灸。

【作用】 开窍聪耳,通络止痛。

【主治】 耳鸣、耳聋、聤耳、面痛、齿痛、颞下颌关节疼痛等。

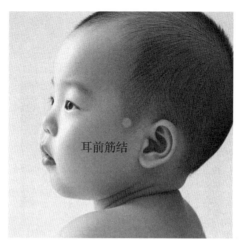

图5-79 耳前筋结

(三)翳风结

【位置】 在耳垂后方,下颌角后上方凹陷处,其位置大致在翳风穴位置区域,两侧对称(图5-80)。

【操作】 可用指拨法上下拨动和指点法,可温灸。

【作用】 通络止痛,开窍祛风。

【主治】 小儿斜颈、智力发育障碍,以及头面五官科疾病,如鼻塞流涕、耳聋耳鸣、头痛、头晕、牙痛、目赤肿痛、近视、腮腺炎、咽痛咽痒、口眼歪斜、面神经麻痹等。

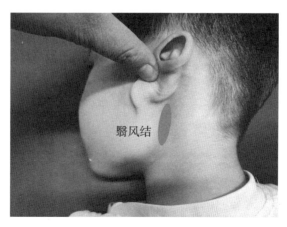

图5-80 翳风结

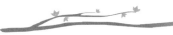

（四）高骨结

【位置】 乳突骨后方与枕骨下缘交汇凹陷处,两侧对称(图5-81)。

【操作】 可用指拨法左右拨动或指揉法,可温敷。

【作用】 本穴具有疏风开窍、通络止痛的作用,常用于感冒、发热、头痛等病症的治疗。

【主治】 小儿斜颈、智力发育障碍、伤风感冒、鼻塞、头痛、头晕、惊风抽搐、烦躁不安、落枕、目赤肿痛、视物不清、耳鸣、聤耳等。

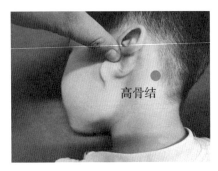

图5-81　高骨结

（五）风池结

【位置】 枕骨下,胸锁乳突肌与斜方肌上端之间的凹陷处上方约1寸处,两侧对称(图5-82)。

【操作】 可用指拨法左右拨动或指揉法,可温敷。

【作用】 通经活络,祛风解表,通利官窍。

【主治】 小儿斜颈、智力发育障碍、头痛、头晕、伤风感冒、鼻渊、鼻衄、目赤肿痛、迎风流泪、视物不清、耳鸣、聤耳、颈项强痛、落枕、口渴喜饮等。

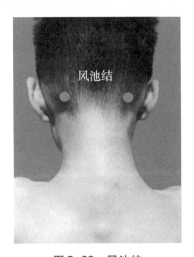

图5-82　风池结

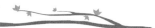

（六）枕结

【位置】　后发际正中直上约 1.5 寸处旁开,两侧斜方肌与枕骨交界处,两侧对称(图 5-83)。

【操作】　可用指拨法左右拨动或指揉法,可温敷。

【作用】　通络散风,通关开窍。

【主治】　小儿智力发育障碍、头痛、项强、眩晕、鼻衄、咽喉肿痛、语迟等。

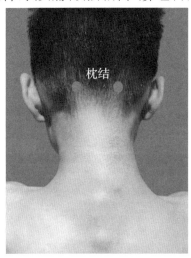

图 5-83　枕结

二、项部筋结

咽喉结

【位置】　颈椎棘突旁两侧大筋,距后正中线约 1 寸,两侧对称(图 5-84)。

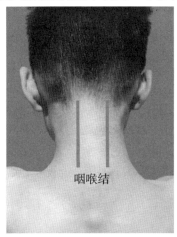

图 5-84　咽喉结

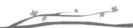

【操作】　指拨法左右拨动,可温敷。

【作用】　宣肺利咽,通络止痛。

【主治】　能够缓解颈部痛、喉咙痛、咳嗽等症状。治疗喑哑、急性喉炎、扁桃体炎、咽炎等。

三、背腰部筋结

(一)肩胛结

【位置】　在肩胛骨骨面上,以天宗穴向外沿肩胛冈下缘至外侧角和以天宗穴向下至肩胛下角呈"7"字形分布,两侧对称(图5-85)。

【操作】　指拨法或肘尖拨法左右拨动,可温敷。

【作用】　理气通络。

【主治】　胸闷、肩痛、上肢抬举不利等。

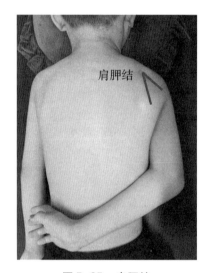

肩胛结

图5-85　肩胛结

(二)肩井结

【位置】　大椎穴与肩峰端连线的中点区域,两侧对称(图5-86)。

【操作】　拿法或指拨法上下拨动,可温敷。

【作用】　宣通气血,解表发汗,通经活络。

【主治】　小儿斜颈、感冒、咳嗽、偏正头痛、近视、耳疾等。

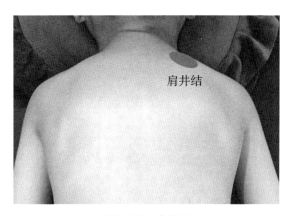

图 5-86　肩井结

（三）气管结

【位置】　第七颈椎旁至肩胛骨上角处区域,自定喘穴经肩外俞至附分穴连线分布,左右对称(图 5-87)。

【操作】　指拨法左右拨动,可温敷。

【作用】　宣通肺气,平缓喘息,疏风散邪。

【主治】　哮喘,急、慢性气管炎,咳嗽,百日咳,急性喉炎等。

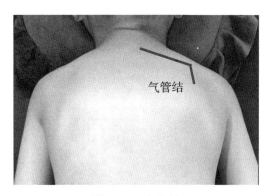

图 5-87　气管结

（四）肺结

【位置】　第二至四胸椎棘突旁开约 1 寸处,左右对称(图 5-88)。

【操作】　指拨法或肘尖拨法左右拨动,可温敷。

【作用】　调节肺气,止咳平喘,宣肺祛痰。

【主治】　咳嗽、气喘为主要症状的呼吸道疾病,如肺炎、气管炎、支气管炎等。

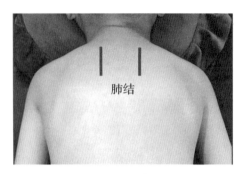

图 5-88　肺结

（五）肺叶结

【位置】　肩胛骨内侧缘,自上角至下角呈一条弧线,左右对称(图 5-89)。

【操作】　指拨法或肘尖拨法左右拨动,可温敷。

【作用】　调节心肺之气,止咳平喘。

【主治】　支气管炎、支气管哮喘、肺炎、胸闷、腰痛等。

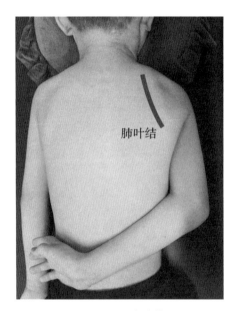

图 5-89　肺叶结

（六）心结

【位置】　第四胸椎棘突下至第六胸椎棘突旁开约 1 寸处,左右对称(图 5-90)。

【操作】　指拨法或肘尖拨法左右拨动,可温敷。

【作用】　清心除烦,理气止咳。

【主治】　胸闷、心慌、心悸、烦躁、夜啼、咳嗽、气喘等。

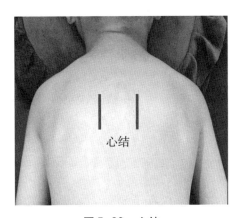

图5-90　心结

（七）肝胆结

【位置】　第六胸椎棘突下至第十一胸椎棘突旁开约1寸处,仅在右侧（图5-91）。

【操作】　指拨法或肘尖拨法左右拨动,可温敷。

【作用】　疏肝利胆,理气明目。

【主治】　口苦、黄疸、胁痛、烦躁易怒等肝胆疾病,以及目赤肿痛、视物模糊、夜盲、迎风流泪、近视、斜视等目系疾患。

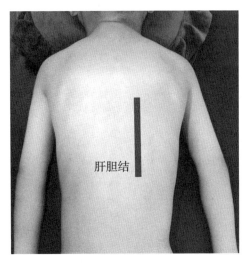

图5-91　肝胆结

（八）食道结

【位置】　第六胸椎棘突下至第八胸椎棘突旁开约1寸处,仅在左侧（图5-92）。

【操作】　指拨法或肘尖拨法左右拨动,可温敷。

【作用】　理气降逆,和胃止呕,通络止痛。

【主治】 恶心、呕吐、纳呆、呃逆、胃痛等食管及胃部疾患。

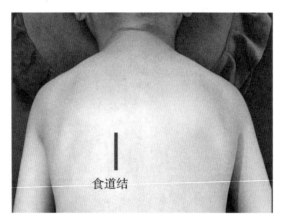

图5-92　食道结

（九）胃结

【位置】 第八胸椎棘突下至第十一胸椎棘突旁开约1寸处,仅在左侧（图5-93）。

【操作】 指拨法或肘尖拨法左右拨动,可温敷。

【作用】 健脾和胃,理气消食。

【主治】 纳呆、胃脘痛、胃胀、呕吐、食积、口臭等胃肠疾患。

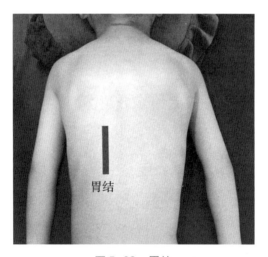

图5-93　胃结

（十）脾结

【位置】 第十一胸椎棘突下至第一腰椎棘突旁开约1寸处,左右对称（图5-94）。

【操作】 指拨法或肘尖拨法左右拨动,可温敷。

【作用】 健脾和胃,益气升清。

【主治】　消化不良、腹胀、腹泻、痢疾、呕吐、纳呆、食积、便秘等脾胃疾患。

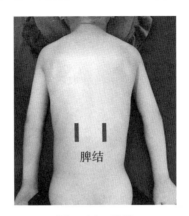

图5-94　脾结

(十一)肾结

【位置】　第一腰椎棘突下至第四腰椎棘突旁开约1寸处,左右对称(图5-95)。

【操作】　指拨法或肘尖拨法左右拨动,可温敷。

【作用】　培元固本,补肾益肺。

【主治】　小儿先天发育不良,大病久病及肾,或后天失养所致肾气不足、肾精不充之肾虚证,如小儿遗尿、哮喘、解颅、五迟五软、痿症、智力障碍、腰痛、腰膝酸软等。

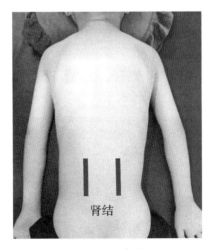

图5-95　肾结

(十二)带脉结

【位置】　腰椎两侧,沿骨盆髂嵴上方分布,左右对称(图5-96)。

【操作】 指拨法或肘尖拨法左右拨动,可温敷。

【作用】 健脾利湿,行气止痛。

【主治】 腹满、腹痛、泄泻、消化不良、肠梗阻、肠痉挛、肠系膜淋巴结肿大等。

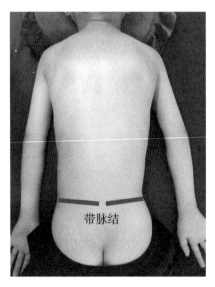

图 5-96 带脉结

四、臀部筋结

(一)前阴结

【位置】 第五腰椎棘突下至第五骶椎,后正中线旁开约 2 寸处,两侧对称(图 5-97)。

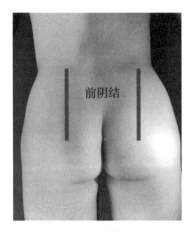

图 5-97 前阴结

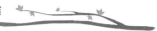

【操作】　指拨法或肘尖拨法左右拨动,可温敷。

【作用】　散结祛湿,利尿通淋。

【主治】　泌尿生殖系统和直肠病症,如尿闭、淋症、小便涩痛、疝气、便秘、脱肛等。

（二）肠道结

【位置】　臀部,髂前上棘后侧至尾骨旁,呈一条斜线,两侧对称（图5-98）。

【操作】　指拨法或肘尖拨法上下拨动,可温敷。

【作用】　理气止痛,通调肠道,通便止泻。

【主治】　腹满、腹痛、便秘、腹泻、便血、阑尾炎、肠梗阻、肠痉挛、肠系膜淋巴结肿大、腹股沟疝、下肢疼痛、腿部抽筋等。

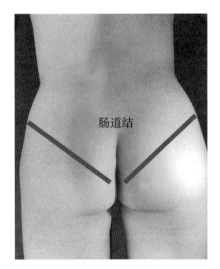

图5-98　肠道结

五、上肢筋结

天井结

【位置】　位于肘部后侧,肘尖上1~2寸处（图5-99）。

【操作】　指拨法左右拨动,可温灸。

【作用】　通经活络,行气散结。

【主治】　肘关节扭伤疼痛、屈伸不利、活动不利等。

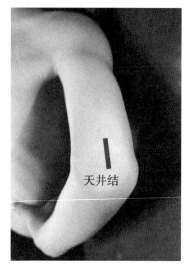

图5-99　天井结

六、下肢筋结

(一)血海结

【位置】　位于大腿内侧,膝关节的上缘,髌骨内缘上2~3寸的位置(图5-100)。

【操作】　指拨法左右拨动,可温灸。

【作用】　舒筋通络,利湿通淋。

【主治】　缓解膝盖、股内侧疼痛,治疗小儿生长痛、膝关节疼痛,临床上还常用于治疗小便淋涩、气逆腹胀、便溏腹泻、皮肤瘙痒等。

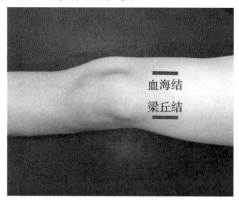

图5-100　血海结与梁丘结

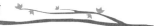

（二）梁丘结

【位置】　位于大腿外侧,膝关节的上缘,髌骨外缘上2~3寸的位置(图5-100)。

【操作】　指拨法左右拨动,可温灸。

【作用】　理气和胃,通经活络。

【主治】　缓解膝盖、股外侧疼痛,治疗小儿生长痛、膝关节疼痛,临床上还常用于治疗急性胃痛、呕吐、胃酸过多等。

（三）三里结

【位置】　在小腿外侧,外膝眼下2~4寸处,距胫骨前嵴外约1横指(图5-101)。

【操作】　指拨法左右拨动,可温灸。

【作用】　理气和胃。

【主治】　促进食物消化吸收,治疗呃逆、嗳气、呕吐、纳呆、胃痛、腹胀、便秘等。

（四）阴陵结

【位置】　位于小腿内侧,胫骨内侧髁的下缘,以及胫骨内侧髁与胫骨内侧缘之间(图5-102)。

【操作】　指拨法左右拨动或指揉法揉动,可温灸。

【作用】　健脾利湿。

【主治】　脾虚发热、消化不良、腹胀、水肿、黄疸、泄泻、小便不利、遗尿、尿失禁、膝痛等。

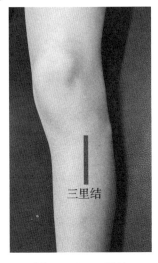

图5-101　三里结

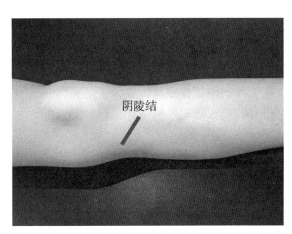

图5-102　阴陵结

第六章
儿科临症四诊合参

诊断疾病,要先了解疾病的特征。这需要对患者的情况进行全面的调查研究,找出致病原因、病变部位、病情变化和证候特征,然后分析判断,制订治疗方针。黄氏小儿推拿流派"从'寒'论治、从'寒'辨证",是从健康和正气的角度看待疾病和病邪,这与中医从病邪性质认识疾病的方法并不相悖。传统中医通过望、闻、问、切四诊,用八纲(阴、阳、表、里、寒、热、虚、实)辨别病邪性质,确定诊断。但小儿难以表达病情,手腕短小,三部不分,且诊察时哭闹不止,切脉不准,所以小儿诊断以望、闻为主,问、切为辅,还要看指纹等其他证候,综合分析辨证。兹将小儿诊断方法简述如下。

第一节　望诊

望诊,是观察患儿的形态变化的一种诊法。人体内外是紧密联系的,即"有诸内,必形诸外"。人体内部发生病变,必然会反映到体表,使神色或形态出现相应的变化。因此,这就需要我们根据体表与内脏相关的整体观念,针对患儿的神色、形态等各方面的变化进行分析研究,以求对病情全面了解,然后施治,才能取得预期的效果。

一、形体

根据体质形态可以辨别虚实,主要从小儿的精神、表情、态度来综合观察,如寒则神静,热则神妄;虚则神疲,实则神旺。再如肌肉丰满,皮毛致密,肤色润泽,筋骨壮实,精神活泼的,为体强少病,即或生病亦轻而易愈;反之,若见形体发枯,面色萎黄,精神萎靡,筋骨软弱,颅囟日久不合,是先天肾气不足,或后天脾胃失调,为体弱多病之相,多易感受疾病,如有疾病,治疗亦难速效。

二、面色

上望小儿面色,应注意的要点如下。赤色主热(初生儿面色红润不是面征):如红赤

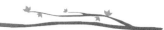

为里热炽盛;赤而隐现青色且双目窜视,为热极生风,必作惊厥等。青色主风、主惊悸:如印堂青主惊泻;面色青而唇口撮为脐风等。白色主虚寒:如面色淡白,多滑泄吐利;乍黄乍白,为疳积;面色惨白,为元阳虚惫等。黄色主脾胃湿滞:如面黄而鲜,多湿热食积;黄而暗晦,为寒湿伤脾等。黑色多主恶侯:承浆青黑主惊风抽搐;环口黧黑为肾气衰绝的征象等。

三、苗窍

苗窍包括五官、前后二阴。

(一)望目

目为肝窍,而五脏的精华皆上注于目。所以观察目的形色,可以候内脏的病变,而关键在于神气的存亡。白珠色赤为阳热,黄为湿郁,青为体怯而肝风盛。目泪汪汪而眼泡红赤,须防出疹。如哭而无泪,多为重症。眼泡浮肿是湿盛;目眶深陷,目倦神疲,为气虚液脱;目赤而痒,为肝经风热;睡时露睛,多属脾虚,白膜遮睛,可考虑疳积;初起目眩神昏,须留意是热陷心包。久病瞳仁散大,为元神将绝。直视、上视、斜视,如刺激有反应,为肝风内动或痰热闭窍,病尚可治;如刺激无反应,则是病危之象。

(二)望鼻

鼻准属脾,鼻翼属胃,正常时色宜微黄有泽。如见鼻翼处色泽俱佳,鼻准部色差,往往乳食正常或食量较多,但不生肌肉,或有便泻之候。又如小儿鼻准其色惨黄,并见汗多,准端有粒形白点,鼻翼根处较坚硬,若再见面色黄甚,多示小儿已久患腹泻之症。小儿唇沟周围及鼻部色青,多见吐乳,如有啼哭不宁,必并有腹痛。又鼻孔干燥或鼻流浊涕的属热,鼻流清涕的属寒。鼻翼煽张,又有新久之别,如初病鼻煽,多由邪热风火壅塞肺气;久病鼻痛喘汗的为肺绝;若见出气多,入气少,其病多危。鼻孔燥如烟煤的,是阳毒热极;鼻孔黑润出冷气的,是阴毒冷极。

(三)望耳部

耳为肾窍,为五脏所结。耳珠属肾,耳轮属脾,耳上轮属心,耳皮肉属肺,耳后玉楼属肝。如耳上轮形瘦无泽,主心脏衰弱,必见面色苍白,或体肥不健;两耳轮色泽枯焦,黑毛纵起,并见面色萎黄,多属脾胃虚弱,或久患便泻;耳色苍白毛焦,属肺有病,或久患咳嗽;耳珠之色青黑无泽,示肾阴将涸,见面色晦黑的多不治;耳后起青筋,主肝风内动,发为瘛疭。总之两耳之色宜红润,不宜枯焦,耳色红润,为肾气充足之相,遇有疾病,亦易速愈。两耳时红时热,多为外感风寒;两耳色红面赤,又为外感风热;耳痛、耳肿、耳聋,为胆经有病;在热病时,耳之筋色紫、黑、白、赤,共病多凶。

(四)望唇口

脾开窍于口,其华在唇。脾胃相表里,小儿唇色变化,大多反映脾胃疾患。至于口噤、口角歪斜等,又与足厥阴经有关。在临床上见唇红而吐的是胃热,唇白而吐的是胃虚,唇色正常而吐的多为伤食。唇焦而干者为脾热,亦为食积,焦而红者预后好,焦而黑

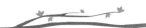

者预后不良。唇口色赤而肿为热甚,唇口均青黑为冷极,唇淡口腻为寒湿,唇色淡白为血虚,红而紫者为血瘀等。又如口中气热多为外感风热,口噤不语为痉厥,口唇歪斜为风症。又如小儿口张大开,状如鱼口,口中气出不返,以及环口黧黑的,证多难治。

(五)望咽喉

咽接三脘以通胃腑而咽物,喉通五脏以系肺而通呼吸,二者为饮食呼吸出入之门户,对人体关系重大。而喉痛、乳蛾、喉痧、白喉等病,又为儿科常见病,所以临诊必须检查咽喉。如咽部轻度焮灼,色淡红,无肿胀的为喉痛;若见咽部两侧或一侧红肿增大如蚕蛾的为乳蛾;如红烂疼痛,又见身发壮热而丹痧隐现的为喉痧;喉部肿痛,或阻塞不通,两侧有白点迅速扩大的,须注意白喉发生。

(六)望牙齿

齿为骨之余,肾主骨,又胃脉络于上齿龈,大肠脉络于下齿龈,均属阳明。一般说来,齿燥的多为阴液受伤,齿色光燥为胃热甚;咬牙啮齿,为温热痉病;色如枯骨时,示肾阴将涸;如齿垢黄厚为湿热熏蒸。齿缝流血且痛的,为胃火上冲;牙龈出血而不痛的,为肾火上炎。又如上齿龈燥为胃络热极,证多吐血;下齿龈燥为肠络热极,病多便红等。

(七)望舌

舌诊包括舌质和舌苔两部分。舌质是指舌的质地,舌苔是指舌面上的苔垢。观舌质,可辨别五脏虚实;观舌苔,可测知六淫的深浅,在临床诊断上具有重要意义。舌为心窍,按五脏来分,舌根属肾,舌中属脾胃,舌左属肝,舌右属肺,舌尖属心;又如舌尖主上焦,舌中主中焦,舌根主下焦,这是按三焦来分的。以上分法均为临床所习用。

在正常时,舌体宜柔和,柔和为气液自滋之象。婴儿舌苔正常时多见白滑而薄(乳苔),患病后形色随病情而发生变化。舌肿满口,转动不灵,不能吮乳,称为"木舌"。舌色鲜红,舌底生赘物,语言含糊,饮食不下,称为"重舌"。二者均为心、脾二经热盛所致。

舌质鲜红,多主实热,淡红主虚热,深红主血热,暗红主郁热,淡白主虚寒。舌苔白润为邪热在表,白滑黏腻为内有痰湿,白中带黄为邪将传里,厚白而燥示有实热。舌苔黄腻多为湿热,黄厚而燥为胃肠积热,如老黄无液,示津液被劫,热势已重。如苔带灰时,为表邪挟有湿热,但见此苔须问患儿是否吃过陈皮梅、蜜饯、橄榄等食物,因这些食物可使舌苔变色(如食以上食物可使舌苔变为灰黑,食枇杷、橘子可将舌苔染为黄色或其他颜色)。如舌苔见黑时,又当分虚、实、寒、热,苔黑而润为寒,苔黑兼见谵语属热,必须细加辨别。至于苔见白点或起槟榔纹的为虫积特征;舌色红紫或红烂的,多为舌疳险症。

(八)望前后阴

男女生理各有特点,故前阴症状各有所异。

1.前阴 男孩生后阴茎不举,或小便喷射不出,为先天肾气不足,命门火衰。阴囊实紧,为肾气充足;如在患病中见之,主病情将愈之兆。若见阴囊松弛不收,为肾气不足,或者病情趋向发展趋势。阴囊肿大或连及阴茎包皮通明,不痛不痒,多因坐地受湿、湿热下注所致。阴囊蓄液或左或右增大,皮色光亮为"水疝",多由外感风邪、湿热内郁所致。女

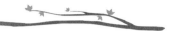

孩前阴红赤而湿,多系膀胱湿热所致;湿痒多是蛲虫所致。

2. 后阴　肛门红、肿、热、痛或伴有水疱,多是大肠湿热;肛门瘙痒(痒时重在夜间),多是蛲虫所致;肛门作肿,翻迭不还的为"翻肛",多因大肠积热太甚;便时肛门突出为"脱肛",多因久泻久痢、中气下陷。

四、手足

主要观察手足的活动状态。如手足抽搐、角弓反张为痉病;手足痿软无力或两足痿弱、关节缓纵不收属痿病;手指屈伸不定,状如数物为热邪伤神。伸足仰卧的多为热病;踡足侧卧的多为寒证。小儿发高热而指尖发冷的,须防惊厥。凡小儿久病手掌已肿或循衣摸床时,皆为险症。

五、指纹

指纹是指浮露在虎口至示指指端掌面靠拇指的络脉,又名虎口纹、虎口三关脉纹。小儿指纹诊法出自唐代王超《水镜图诀》,是由《黄帝内经》诊鱼际络脉法演变而来,对诊断小儿疾病具有重要意义。其法主要是观察3岁以下小儿示指掌侧靠拇指一侧的浅表静脉,其部位分为风、气、命三关,示指近虎口第一节为风关,第二节为气关,第三节为命关。

指纹的诊法:医生左手持患儿示指,右手拇指侧蘸清水,由患儿示指命关推向气关、风关。如此反复操作,促进气血流畅,使指纹明显易见,以便进行观察,以推断病情。望小儿示指络脉,包括察浮沉、深浅、色泽、长短及形状等方面。正常的小儿示指络脉是色泽浅红、红黄相间,隐现于风关之内,大多不显露,多呈斜形,单支且粗细适中。在正常情况下,因热可使脉纹稍粗而增长,因寒可使脉纹变细而缩短。1岁以内的小儿脉纹多长,1岁以上的小儿脉纹随年龄增加而缩短。

1. 浮沉变化　浮沉主要辨别表里。络脉浮露者,主病在表,多见于外感表证;络脉沉滞者,主病在里,多见于外感和内伤之里证。但临床无病证表现而出现络脉偏浮或偏沉者,应视为正常。

2. 深浅变化　纹色深浓者多病重,纹色浅淡者多病轻。其色淡者为虚证,色滞者为实证。若浅淡到不见其形,为阳气虚衰,不达四末所致。纹色深而滞,常见于邪陷心包的闭证,为气血郁闭所致。

3. 色泽变化　纹色紫红者主内热;色鲜红者主外感表证;色青紫者主风证或痛证;色浅淡者为虚证;色紫黑者主血络郁闭,为病危之征。

4. 长短变化　络脉显于风关者,是邪气入络,邪轻而病轻,常见于外感疾病;脉络从风关透至气关,其色较深,是邪气入经,主邪深病重;若络脉显于命关,是邪入脏腑,主病危;若络脉直达指端,称为透关射甲,病更险恶,预后不良(图6-1)。

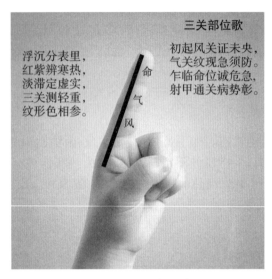

图6-1　三关部位歌

5.形状变化　络脉增粗者,多属实证、热证;络脉变细者,多用虚证、寒证;络脉日渐增长者,为病进,或为阴虚阳浮者;络脉日渐缩短者,为病退,但也可见于气阴两虚、气血不足之虚证。络脉呈单支、斜形者,多属病轻;呈弯曲、环形、多支者,为病重。

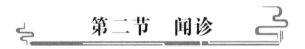

第二节　闻诊

闻诊,包括运用听觉诊察小儿的啼哭、声息、呼吸、咳嗽等声音,以及利用嗅觉辨别小儿的口气、便溺等气味。

通过闻诊所得到的异常变化,用以诊察疾病。

一、啼哭

婴儿不能言语,常以啼哭表示饥饿、痛苦或身体不适。健康婴幼儿哭声洪亮而长,并有泪液,为元气充足;虚弱婴幼儿哭声微弱而短,为元气不足。如因饥饿而无其他病症,哭声多绵长无力,每得乳而止;如哭声高而尖锐不畅,忽缓忽急,时作时止,多因腹痛;如因受惊吓而哭的,哭声突然而起,在啼哭中多伴有惊恐现象;声音嘶哑,多因咽喉有病。总之,婴幼儿哭声以响亮和顺为佳,若尖锐细弱,或哭而无泪,多属重候。

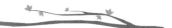

二、声息

鼻塞声重是外感;口鼻气短,气怯声低,为内伤。声静、声战为寒;声壮、声燥为热。声高为实;声低为虚。声涩为痰;声浊为湿,或为痰火症。

三、呼吸

呼吸气粗,多属实症;呼吸微弱,气短声低,多属虚证;呼多吸少,为痰阻;呼吸不畅,喉有痰鸣,为痰喘症;呼吸困难,似欲断绝,但得引长一息为快,多属肾虚。

四、咳嗽

咳嗽声重不爽,痰易咳出,鼻塞不通,为外感风寒;咳声不畅,痰稠色黄,痰不易咳出,属肺热;久咳声哑为肺虚;每咳有痰,呼吸短促,则为痰饮;咳嗽阵发,连声不断,面红呕吐,又为顿咳(百日咳)症候。

五、气味

小儿嗳气酸腐,为内伤食积;口气臭秽,多为内热。大便酸臭,为伤食或肠有积热;有腥气而清冷的,为肠中有寒。小便臭浊、黄赤,为膀胱有热;清白不臭,多为虚寒。

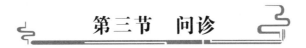

第三节　问诊

问诊是通过询问对病情进行调查了解的方法。儿科问诊,主要是向小儿亲属或保育人员询问,借以了解疾病的演变情况及患儿的生活居处、周围环境等,从而为认识疾病提供更多的资料。主要问诊项目如下。

一、寒热

若其母在哺乳时或觉患儿口舌焮热,多属有热;若腾缩就缓、喜伏怀抱,多属恶寒。在发热初期,头身热而手足凉的多属风寒外邪未解;头部炽热而神志昏沉,须防抽搐;潮热或一阵烘热,手足心灼热多属虚热证。此外,对小儿发热的时间也应加以分析,早减暮盛为一般发热病;早退暮起为阴虚内热;久热不退,则须仔细观察,以防病情变化。

二、问汗

询问汗出的情况,要注意有汗、无汗、汗量的多少,汗出时间及汗出部位、性质、颜色

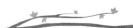

等。若表证无汗,多属表实;有汗多属表虚。若见汗出而热不退,多属邪已入里。虚证的汗亦有区别:动辄汗出较多,多属阳虚自汗;寐则汗出,醒即汗收,多属阴虚盗汗。湿热的汗,汗色多黄。阳虚气脱,则为额汗。汗出黏腻,则为脱汗。汗出如油,四肢厥冷,多为垂危之象,称为绝汗。但由于小儿腠理不固,肌肤嫩薄,所以较成人多容易汗出,若见精神、饮食正常的,多不属病症。

三、头身

小儿哭闹不休,眉头紧皱,发热而喜伏睡的,多属头痛;发热而烦躁不宁,或四肢屈伸而呻吟,多属肢体疼痛;头仰而颈项强急的,乃属惊风抽搐。

四、二便

小儿大便秘结,干燥难解,多属实热;大便稀薄,泄泻不止,多属虚寒;大便清稀腥臭多属寒,稠黏酸臭多属热,色紫如酱色多属湿热。大便前或大便时哭闹多属腹痛。大便有虫多为虫痛。

小便黄赤多属热,清白为寒。黄赤而浑浊不利多属湿热。清白而频数甚至遗尿,多属气虚。发热而小便清长,是邪未传里;热病如见小便逐渐清长,多属病情已有痊愈趋向。

五、饮食

询问饮食,可以了解小儿的肠胃情况。若小儿虽病但吮乳如常,多属胃气未伤;不思吮乳而大便干结或腹胀,多属胃肠有滞;能食善胀,多属胃强脾弱;腹胀而不思吮乳,或食已而吐,多属食滞;小儿恣食、腹痛、形瘦,多属虫积;唇干口燥、频思吮乳,多属口渴。

六、睡眠

小儿睡中惊叫,多属惊吓。烦躁不宁,睡中蹬被,多属邪热内蕴。不食不睡,多属积滞。睡中咬牙,多属虫积。倦怠思睡,睡时叫之则醒,醒后神志清的,多属脾湿内困,沉睡困倦;叫之不醒,但对强烈刺激尚有反应,谓之沉睡,多属痰迷心窍。

此外,还须询问小儿以前曾否患过麻疹;是否种过牛痘;小儿及乳母的饮食冷暖、起居情况,以及发病时间、疾病过程和有无与传染病患者接触等。以上方面均应详细询问,以全面考虑病情。

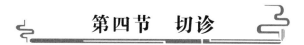

第四节　切诊

切诊是医生以手或手指在患儿身体的某些部位或按或触,通过手或指下的感觉,结合患儿表情,从而了解病情,帮助诊断。

一、脉诊

小儿手腕部较短,寸、关、尺三部不分,多以一指切诊,所谓"一指定三关",即此意。

(一)脉率

小儿的脉较成人为快。但随小儿岁数渐增,每分钟脉搏次数相对减少。大体如下。

新生儿期:120～140 次/min。

出生后 28 d～1 岁:110～130 次/min。

1～3 岁:100～120 次/min。

4～7 岁:80～100 次/min。

8～12 岁:70～90 次/min。

小儿每分钟脉搏次数每因吃乳、啼哭、走动等而激增,故以睡眠安静时诊察最准确。

(二)脉法

小儿脉法的运用,《黄帝内经》中记载以大、小、缓、急 4 种为准。但历代医家对小儿脉法也有所补充,以浮、沉、迟、数、弦、滑六脉较为常用。

1.浮脉　浮脉主表,属阳,其病在外;有力为表实,无力为表虚。一般多见浮数之脉,若脉浮而重按不见的为正气已绝,属危候;又下痢而见浮脉者,为逆证。

2.沉脉　沉脉主里,属阴,其病在里;有力为里实,无力为里虚。一般有食积气滞的,多见沉脉;虚弱者其脉象多沉细无力。

3.迟脉　脉迟主脏,属阴,其病为寒。脉迟而有力的为痛,无力的为虚。

4.数脉　数脉主腑,属阳,其病为热。脉象有力为实热,无力为虚热;浮而数的为表热,沉而数的为里热。

5.弦脉　弦脉为肝胆有热。急惊之脉,多见弦数;各种痛证也多见弦脉。

6.滑脉　小儿宿食不化多见脉滑;滑而数的多为痰热内结。

二、触诊

1.诊头部　小儿在 1.5 周岁内,囟门未合,按之柔软,稍凹陷,这属生理正常状态;若超过 1.5 岁,囟门仍不闭合,是属先天不足,或因多病泻痢等阳气不充所致;若见囟门高涨凸起,多因火热上冲等。

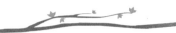

2.诊肌表　医生以手轻抚患儿肌表,可知皮肤的润燥和有汗、无汗。如诊视有无肿胀时,可以用指按之,陷而不起,肤色不变的,为肤胀;按之随手而起如裹水之状的,为水肿。

3.诊腹部　腹满拒按的属实、属热;腹软喜按的,属虚、属寒。肚脐按之里凉的,属寒,多主腹痛。腹部热重的,内热亦重;腹部热轻者,内热亦轻。腹胀中容的为气胀;按之有液波动的为积水。又如小腹胀痛拒按,再见小便不通的,多属膀胱病症。

4.诊四肢　手背热与脊背热的,为外感新症;手心热与小腹热的,多属内伤积食。手心冷的,为腹中寒;手心热的为阴虚有火,常见肠胃虚寒。指冷身热的,多是风寒初感;中指独冷的,应留意是痘疹将发之象;中指独热的,多属伤寒;四肢厥冷的,为阳气衰微,或因热邪深伏。

以上是诊察小儿疾病的方法。但在临床实践中往往证候错综复杂,所以必须分析各个症状的前因后果及相互关系,通过八纲来辨别疾病的性质,明确诊断以后,才能确定适当的治疗方法。

第七章
黄氏小儿推拿改善体质组方

黄氏小儿推拿流派辨证论治的核心思想是"健脾和胃,温补能量,滋阴清热,调和阴阳"。这16个字作为该流派总的施术方针,概括了黄氏小儿推拿的治疗原则和养护目的,即在治疗小儿疾病时,要从根本上增强小儿的阳气(能量),使其具有抵抗病邪的能力。脾胃是人体能量的源泉,所以要特别注意健脾和胃的功能;在日常的养护方面,要注意平衡阴和阳、心与肾的关系,防止阴阳失调,避免温阳法的过度使用造成矫枉过正。

为了实现这一核心思想,黄氏小儿推拿流派把小儿的体质分成了4种:脾胃不和型、阳虚型(能量不足型)、阴虚型、阴阳不和型。根据这4种体质分型,黄氏小儿推拿流派的临症辨证应用总结出了四大组方,即健脾和胃组方、温补能量组方、滋阴清热组方和调和阴阳组方。这4个组方将儿科临床上复杂的辨证论治方案进行了归纳和简化。每个组方都有一个主方和若干辨证配穴,主方是针对小儿的4种辨证情况进行的基本论治操作,辨证配穴是根据小儿的具体证型进行的个性化操作。每个组方都有一定的操作时间和次序,并且结合临症实际分型灵活变通,以达到最佳的调整体质的效果。黄氏小儿推拿四大组方的操作方法简单易学,操作手法轻柔舒适,尤其方便初学者或小儿保健推拿师使用,对于改善脏腑功能、提高小儿体质、充分保证小儿的健康成长,具有重要的意义。

一、健脾和胃组方

针对脾胃不和型体质,主要表现为消化系统功能紊乱,导致食欲不振或善食易饥、腹胀腹泻、大便稀溏、面色萎黄、肌肉松软、易感冒、易食积等。这种体质的小儿,其脾胃的运化功能较弱,不能有效地将食物转化为精气血液,从而影响了全身的营养和抵抗力。

(一)主方

补脾经2 min;清胃经2 min;掐揉四横纹30次(三揉一掐,共10掐);(顺/逆)运内八卦1 min;推三关1 min;退六腑1 min;拍打手三阴经5遍(微红为度);揉脐2 min,顺时针摩腹2 min;捏脊6遍;拨右侧三里结和左侧阴陵结各1 min。

(二)辨证配穴

1.脾虚　体重、身高不足,面色萎黄,头发枯焦,皮肤黑如老人貌,饮食差、挑食,大便

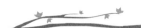

黏,指纹淡,舌淡苔薄白或缺苔、地图舌。

配穴:补脾经增至 5 min;取顺运内八卦 1 min;取推三关 1.5 min 和退六腑 0.5 min(3∶1 比例);拨脾结 1 min。

2.胃不和　面红或微黄,面部有花斑如洗不干净,口臭,鼻塞,鼻干或流鼻血,腹胀,饮食较多,便干,指纹滞,舌红苔厚腻。

配穴:清胃经增至 4 min;清大肠 2 min;增加四缝穴的刺激量,掐揉 60 次(三揉一掐,共 20 掐)或刺四缝;取逆运内八卦 1 min;取推三关 0.5 min 和退六腑 1.5 min(1∶3比例);揉脐摩腹或荡腹或拿腹操作不少于 5 min(根据病情而定);拨揉食道结 1 min;拨揉胃结 1 min。

二、温补能量组方

针对阳虚型体质,主要表现为阳气不足,导致抵抗力低下,易感冒发热、怕冷畏寒、手足不温、乏力、面色苍白、舌淡苔白、脉沉细等。这种体质的小儿,生命活力较弱,不能有效地抵御外界的寒邪,容易受到风寒湿邪的侵袭。

(一)主方

推三关 2 min;揉外劳宫 2 min;补大肠 2 min;掐揉二马 2 min;单分阳 1 min;擦大椎 1 min;揉百会 1 min;擦督脉 10 次(一来回算 1 次);捏脊 5 遍;拨头枕部 4 处筋结(翳风结、高骨结、风池结、枕结)各 0.5 min。

(二)辨证配穴

1.脾阳虚　食欲不振、消瘦、面色苍白、大便稀溏、四肢不温、喜欢热饮、腹胀、舌淡、脉沉等。

配穴:补脾经 5 min;揉板门 2 min;灸神阙 15 min;拨双侧脾结各 1 min。

2.肾阳虚　畏寒怕冷、夜尿多、小便清长、四肢冰凉、生长发育迟缓、身体浮肿、遗尿、食欲不振、注意力不集中等。

配穴:补脾经 5 min;补肾经 5 min;灸丹田 15 min;拨双侧肾结各 1 min。

三、滋阴清热组方

针对阴虚型体质,主要表现为阴液不足,导致皮肤干燥、口渴喜饮、大便干结、皮肤干燥、发热盗汗、心烦失眠、舌红苔少、脉细数等。这种体质的小儿,其体内的阴液不能有效地滋养阳气,容易导致阴阳失衡,出现虚火上炎的现象。

(一)主方

揉小天心 1 min;补肾经 5 min;清天河水 2 min;掐揉二马 1 min;运内劳宫 1 min;单分阴 1 min;擦涌泉 1 min;拨双侧肾结各 1 min。

(二)辨证配穴

1.肝肾阴虚　主要表现为肝肾精血不足,导致眼睛干涩、视力下降、头晕耳鸣、腰膝

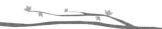

酸软、牙齿萌出晚、潮热、惊悸、多梦、少寐、心烦、口干、手足发热、舌苔红少、目糊、胁痛、五心烦热、面红、盗汗、口干咽燥、夜啼、少寐,还会出现小儿生长受限、发育迟缓、毛发稀少、体格较小或体重不达标等。

配穴:补肾经增至 8 min;揉肾顶 2 min;捏脊 5 遍;拨肝胆结、双侧肾结各 1 min。

2.心肝火旺　①全身症状,如心烦易怒、口干舌燥、夜眠不宁、失眠、夜惊、面红耳赤、皮肤干裂、眼睛干涩、眼屎增多、口舌生疮、耳鸣、头晕、头痛等;②消化系统症状,如挑食、厌食、口苦、反酸、恶心、呕吐、腹胀、便秘等。

配穴:清心经 2 min;清肝经 2 min;清板门 2 min;拨头部筋结各 0.5 min;拨双侧心结各 1 min;拨肝胆结 2 min。

四、调和阴阳组方

针对阴阳不和型体质,主要表现为阴阳失调,导致身体功能紊乱,易出现寒热不调、发热、烦渴、多汗、烦躁、惊惕、失眠或嗜睡、梦呓、情绪不稳、病后难愈、生长发育缓滞等。这种体质的小儿,其阴阳的协调能力较差,不能有效地适应外界的变化,容易受到风热、湿热、火毒等邪气的侵扰。

(一)主方

推上三关 2 min;退下六腑 2 min;掐揉二马 1 min;平分阴阳 1 min;拿肩井(总收法)1 min;按弦走搓摩 20 次;分推腹阴阳 1 min;揉龟尾 1 min。

(二)辨证配穴

1.阴盛(寒重)　参考温补能量组方。如:推三关 2 min;揉外劳宫 2 min;补大肠 2 min;掐揉二马 2 min;单分阳 1 min;擦大椎 1 min;揉百会 1 min;擦督脉 10 次(一来回算 1 次);捏脊 5 遍。

2.阳盛(热郁)　参考滋阴清热组方。如:揉小天心 1 min;补肾经 5 min;清天河水 2 min;掐揉二马 1 min;运内劳宫 1 min;单分阴 1 min;擦涌泉 1 min。

第八章
黄氏小儿推拿的临床应用

黄氏小儿推拿流派历经百年临床实践,积淀了深厚的治疗经验。该流派以呵护小儿纯阳体质为宗旨,巧妙运用特定穴推拿、经络推拿、筋结推拿及脏腑推拿等多种推拿技术,并融合膏摩、食疗、灸疗等中医"纯绿色"疗法,全方位调理小儿各类常见病症。在诊疗过程中,严格遵循"健脾和胃,温补能力,滋阴清热,调和阴阳"的中医辨证论治原则,围绕"脾、胃、阴、阳"4个基本点,精准辨识小儿生理特质,深入剖析小儿疾病的独特病机,特别强调对"纯阳之体"的细致保护。同时,黄氏小儿推拿流派倡导从规避"寒凉"的角度进行辨证与治疗,力求在不损伤阳气的前提下实现小儿体内阴阳的和谐平衡。此外,黄氏小儿推拿流派还格外注重温阳疗法与筋结推拿的实用效果,旨在强化治疗成效,助力小儿健康成长。

第一节 腹泻

小儿腹泻是指由各种原因引起,并以大便次数增多、粪便稀薄或如水样为特征的消化道疾病。本病四季皆可发生,而尤以夏、秋两季为多。3岁以下小儿发病率较高。

【病因病机】 泄泻之本在脾胃,外感六淫、内伤乳食或素体脾胃虚弱,均可致脾胃功能失调而发生腹泻。

1.感受外邪 腹泻的发生与气候有密切的关系。寒、湿、暑、热之邪皆能引起腹泻,而尤以湿邪为甚。脾恶湿喜燥,湿困脾阳,使运化不健,对饮食水谷的消化、吸收发生障碍而致腹泻。

2.内伤乳食 由于喂养不当,饥饱无度,或突然改变食物性质,或恣食油腻生冷,或饮食不洁,导致脾胃损伤,运化失职,不能腐熟水谷而致腹泻。

3.脾胃虚弱 小儿脏腑娇嫩,脾常不足,最易受伤,且小儿生机蓬勃,脾胃负担相对较重,一旦受到外来因素的影响就能导致脾胃受损,使水谷不得运化,则水反而为湿,谷反而为滞,水湿滞留,下注肠道而为腹泻。

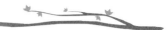

【临床表现】

1. 寒湿泻　大便清稀多沫、色淡、无臭味,腹痛、肠鸣,或伴有发热、鼻塞、流涕,轻度厌食,口不渴,面色淡白,小便清长,苔白腻,脉濡,指纹色红。

2. 湿热泻　腹痛即泻,急迫暴注,色黄褐恶臭,身有微热,口渴,尿少、色黄,苔黄腻,脉滑数,指纹色紫。严重者可见暴泻黄色浊水,日泻一二十次不等,状热烦渴,神情委顿,眼眶下陷,舌绛、苔干,脉细数。

3. 伤乳食泻　腹痛胀满,泻前哭闹不安,泻后痛减,大便量多,酸臭如败卵、含有未消化残渣,常伴恶心呕吐,口嗳酸气,口臭纳呆,不思乳食,苔厚或垢腻,脉滑。

4. 脾虚泻　久泻不愈,便稀夹有奶块及食物残渣或如水样,每于食后即泻,次数频多,面色㿠白,四肢厥冷,精神萎靡,食欲不振,舌淡苔薄,脉濡。严重者可见泻下不止,完谷不化,神昏,脉微欲绝等危象。

根据腹泻症状的轻重,可将其分为轻型腹泻和重型腹泻。轻型每天大便次数少于10次,无酸中毒症状和明显脱水;重型临床症状较重,每天大便10次以上,便中含大量水分,伴有酸中毒症状或中度以上脱水。患儿食欲不振,常并发呕吐、发热等,体重很快下降。出现脱水者表现为精神委顿、表情淡漠、口唇干燥、皮肤弹性差、前囟及眼窝下陷等;出现酸中毒者表现为呼吸深快、带果酸味,甚至昏迷。若不及时治疗,可危及生命,故在临床中必须严密观察病情变化。

【治疗】

1. 上肢部穴位治疗

(1)主法:调肠腑、健脾胃。揉小天心 1 min,补脾经 3 min,清大肠 2 min,分阴阳 1 min。

(2)次法:补中气、滋养阴。推板门 2 min,顺运内八卦 2 min,补肾水 3 min,揉二马 2 min。

(3)配法:温阳涩肠。推三关 1 min,清小肠 3 min。

(4)选穴变通与加减:寒湿泻重点操作推三关 2 min,加揉外劳宫 3 min;湿热泻减去推三关,加运土入水 1 min,加清天河水 2 min;伤乳食泻改顺运为逆运内八卦,推板门改成清板门;水样泻重点操作清小肠 5 min 以上;脾虚泻重点操作补脾经 5 min,加揉外劳宫 2 min。

2. 黄氏筋结推拿操作

(1)脾结:双侧各拨揉 1 min。

(2)带脉结:双侧各拨揉 1 min。

(3)肠道结:双侧各拨揉 1 min。

(4)阴陵结:双侧各拨揉 0.5 min。

拨揉以上筋结时,均可结合发热按摩膏涂抹筋结处。拨揉完毕后,各处筋结均需温敷 10 min。

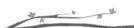

3．其他推拿操作

（1）头部：脾虚泄泻者可按揉百会穴 2 min。

（2）腹部：摩腹、揉腹、揉脐各 2 min，点按中脘、天枢、气海等穴各 1 min。

（3）背部：按揉胃俞、脾俞、大肠俞各 1 min，捏脊 3 ~ 5 遍，推上七节骨 1 min，揉龟尾 1 min。

（4）下肢部：按揉足三里、阴陵泉各 1 min。

4．其他辅助疗法　暖腹，暖臀；寒湿泻者可饮姜汤；伤乳食泻和脾虚泻者可食炒面糊糊粥；寒湿泻和脾虚泻者可贴丁桂儿脐贴或艾灸脐部。

【注意事项】

1．注意饮食卫生，不吃生冷、不洁之品，夏季应多饮水。同时要饮食有节，饥饱有度。

2．在腹泻期间应少吃含粗纤维的蔬菜和难以消化的食品，饮食宜清淡，必要时可禁食 6 ~ 12 h，可饮用淡盐水和糖水。

3．推拿治疗每日 1 次，症状较重时可每日 2 次。一般推 3 ~ 10 次便可治愈。

4．在治疗过程中如小儿出现面色苍白、小便极少或无尿、眼眶凹陷、呕吐频繁、饮食难进、精神萎靡等中毒症状时，宜抓紧时机，配合中西药物治疗。

第二节　呕吐

呕吐是由胃气上逆，胃或肠道呈逆行蠕动所致。临床以有物有声为呕，有物无声为吐，有声无物谓之哕。由于呕与吐往往同时发生，故一般并称为呕吐。呕吐是临床中小儿常见的症状，可见于多种疾病中。另外，尚有小儿吃乳后有少量乳汁倒流口腔，从口角溢出者，此称为溢乳，不属于病态。

【病因病机】　胃为水谷之海，以降为和。小儿脾胃薄弱，凡外感六淫，侵扰及胃，或饮食过多，饥饱不节，或恣食生冷油腻食物以致停滞不化，损伤脾胃，运化失司，胃失和降，气逆于上而发病。

1．乳食积滞　小儿脾常不足，饮食不节、喂养不当，食滞中脘，损伤脾胃，致脾失运化，升降失司，胃气上逆，而发生呕吐。

2．脾胃虚寒　素体虚弱，而又乳食寒凉，或外感风寒，致脾胃虚寒，中阳不振，寒凝气滞，气逆于上，发生呕吐。

3．胃中积热　乳食久积胃中，郁而化热，或外感湿热之邪，蕴伏肠胃，火性炎上，胃热上冲，发生呕吐。

【临床表现】

1．伤食吐　呕吐酸臭乳块或宿食，纳呆口臭，嗳腐吞酸，脘腹胀满，大便秘结或泻下酸臭，夜卧不安，吐后症减，舌苔厚腻，脉滑有力，指纹紫滞。

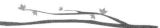

2.寒吐　饮食稍多即吐,时作时止,吐物多为清稀痰涎,或不消化残余乳食,酸臭不甚。面色苍白,四肢欠温,腹痛喜暖,大便溏薄,小便清长,舌淡苔薄白,指纹色红。

3.热吐　食入即吐,呕吐物酸臭,口渴喜饮,身热烦躁,面赤唇红,大便臭秽或秘结,小便黄赤,舌质红,苔黄,脉滑数。

【治疗】

1.上肢部穴位治疗

(1)主法:和胃降逆。掐揉内关穴 1 min,推板门 3 min,逆运内八卦 2 min,清胃经 2 min。

(2)次法:健脾消积。补脾经 3 min,揉板门 2 min,推四缝 2 min。

(3)配法:理气通便。清大肠 3 min,分阴阳 1 min。

(4)选穴变通与加减:伤食吐者重点操作逆运内八卦 3 min、揉板门 3 min,改推四缝为掐四缝 2 min;寒吐者可增加揉外劳宫 2 min、推三关 3 min;热吐者重点操作清胃经 3 min、清大肠 3 min,可增加清天河水 2 min、退六腑 1 min。

2.黄氏筋结推拿操作

(1)食道结:拨揉 2 min。

(2)胃结:拨揉 2 min。

(3)肝胆结:拨揉 2 min。

(4)脾结:双侧各拨揉 1 min。

(5)三里结:双侧各拨揉 0.5 min。

拨揉以上筋结时均可结合发热按摩膏涂抹筋结处;拨揉完毕后,各处筋结均需温敷 10 min。

3.其他推拿操作

(1)头项部:推天柱骨 2 min。

(2)胸腹部:开璇玑、按弦走搓摩各 7 次,分推腹阴阳、摩腹、揉腹、揉脐各 2 min,按揉中脘、天枢、气海等穴各 1 min。

(3)背部:按揉胃俞、脾俞、大肠俞各 1 min,捏脊 3 ~ 5 遍。

(4)下肢:按揉足三里 1 min。

4.其他辅助疗法　暖腹,艾灸中脘穴、足三里穴;饮生姜汤;食积呕吐者可换食炒面糊糊粥。

【注意事项】

1.呕吐严重可使患儿呈呼吸暂停的窒息状态,如护理不当,呕吐物吸入,尚可继发吸入性肺炎等呼吸道病变;反复呕吐又可导致脱水、酸中毒等。此时应配合中西医疗法进行综合治疗。

2.呕吐如果是由先天性消化道畸形或肠套叠、先天性巨结肠等器质性病变引起者,不属推拿治疗范围,应注意鉴别。

3.合理喂养,饮食节制,宜定时定量,冷热适度。起居有节,寒温适宜,避免感受外邪。

第三节　腹痛

腹痛是指胃脘以下、脐两旁及少腹以上部位发生疼痛,是小儿常见的病症。由于腹腔中有肝、胆、胃、大肠、小肠、肾及膀胱等重要脏器,又有足三阴、足少阳、足阳明、冲脉、任脉等经脉循行,因此腹痛病症非常复杂,涉及范围广泛,凡脏腑、经脉的病变均可引起腹痛。本节所述腹痛主要为腹部受寒,寒邪凝结肠间,或由于乳食停滞,气机不通,或由于虫积腹中,扰乱气血引起的腹痛,不包括外科急腹症之腹痛,治疗时须特别注意,以免贻误病情。

【病因病机】

1.感受外邪　由于护理不当,或天气突然变化,小儿腹部为风寒冷气所侵。寒主收引,性凝不散,搏结肠间,以致气机阻滞,不通则痛。

2.乳食积滞　由于乳食不节,暴饮暴食,或恣食生冷食物,停滞中焦,气机受阻,而致腹痛。

3.虫积　由于感染蛔虫,扰动肠中,或窜行胆道,或虫多而扭结成团,阻止气机而致气滞作痛。

4.脾胃虚寒　由于平素脾胃虚弱,或久病脾虚,致脾阳不振,运化失司,寒湿滞留,气血不足以温养而致腹痛。

【临床表现】

1.寒痛　腹痛较剧,哭叫不安,常在受凉或饮食生冷后发生。遇冷加重,得温则减,面色青白,或兼大便清稀,小便清长,舌淡苔白滑,指纹色红。

2.伤食痛　腹部胀满,疼痛拒按,厌食,恶心呕吐,嗳腐吞酸,矢气频作,腹泻或便秘,便后痛减,夜卧不安,舌苔厚腻,脉滑。

3.虫痛　腹痛突然发作,以脐周为甚,时发时止,有时可在腹部摸到蠕动之块状物,时隐时现。有便虫病史,形体消瘦,食欲不佳,或嗜食异物;如蛔虫窜行胆道则痛如钻顶,时发时止,伴见呕吐。

4.虚寒腹痛　腹痛隐隐,喜温喜按,面色萎黄,形体消瘦,食欲不振,易发腹泻,舌淡苔薄,指纹色淡。

【治疗】

1.上肢部穴位治疗

(1)主法:理气止痛。掐揉乙窝风穴 3 min,清板门 2 min,逆运内八卦 2 min,清胃经 2 min。

(2)次法:健脾消积。补脾经 3 min,揉板门 2 min,掐四缝 1 min,掐揉外劳宫穴 2 min。

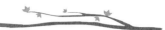

（3）配法：清肠通便。清大肠 3 min，分阴阳 1 min。

（4）选穴变通与加减：伤食痛者重点操作逆运内八卦 3 min、揉板门 3 min、掐四缝 2 min；寒痛者重点操作掐揉乙窝风穴 3 ~ 5 min、外劳宫穴 3 min，可增加推三关 2 min；虚寒腹痛者重点操作掐揉外劳宫穴 3 min、补脾经 5 min，可增加推三关 3 min。

2. 黄氏筋结推拿操作

（1）脾结：双侧各拨揉 1 min。

（2）带脉结：双侧各拨揉 2 min。

（3）肠道结：双侧各拨揉 2 min。

拨揉以上筋结时均可结合发热按摩膏涂抹筋结处；拨揉完毕后，各处筋结均需温敷 10 min。

3. 其他推拿操作

（1）胸腹部：按弦走搓摩 7 次，分推腹阴阳、摩腹、揉腹、揉脐、拿肚角各 2 min，按揉中脘、天枢、气海等穴各 1 min，一指禅推法施于脐周阿是穴各 1 min。

（2）背部：按揉胃俞、脾俞、大肠俞各 1 min，捏脊 3 ~ 5 遍。

（3）下肢部：按揉臀部 3 min，按揉足三里 1 min。

4. 其他辅助疗法　暖腹，艾灸神阙穴，暖臀部；饮姜汤，亦可用姜汤灌肠；食积者可换食炒面糊糊粥。

【注意事项】

1. 小儿腹痛在临床上极为常见，涉及范围较广，既有腹腔内的原因，也有腹腔外的原因，特别是一些急腹症，常需紧急处理，因此，必须及早明确诊断。

2. 诊察必须全面，详细了解发病经过、腹痛性质、伴随症状及有关体征。

3. 应让患儿卧床休息，并加强护理，注意腹部保暖。

4. 饮食宜清淡，给予营养且易消化的食物，勿暴饮暴食或过食生冷。

第四节　疳积

疳积是指小儿因内伤乳食，停滞中焦，气滞不行所形成的一种慢性消耗性疾病，以不思饮食或食而不化，身长、体重增长缓慢或不增长，大便或稀或干为特征。积久不化则转化为疳症，往往是积滞的进一步发展，所以，古人有"积为疳之母，无积不作疳"的说法。"疳"是指小儿饮食失调，喂养不当，脾胃虚损，运化失权，以病程迁延、形体消瘦、毛发枯槁、发育迟缓、神疲乏力为特征。"疳"之含义，自古有两种解释。其一曰"疳者甘也"，是指小儿过食肥甘厚腻，损伤脾胃，形成疳证；其二曰"疳者干也"，是指气液干涸，形体羸瘦。前者指病因，后者指病症。与西医所谓小儿营养不良症类似。

【病因病机】　中医将本病分为乳食积滞、脾胃虚弱两型，二者互为因果，积滞可伤及

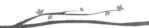

脾胃,脾胃虚弱又能产生积滞,故临床上多互相兼杂为患。此外感染虫症和某些慢性疾病也常为本病的原因。

1.乳食不节,伤及脾胃　脾主运化,胃主受纳。小儿乳食不节,过食肥甘生冷,伤及脾胃,脾胃失司,受纳运化失职,升降不调,乃成积滞。积滞日久,脾胃更伤,转化为疳。

2.脾胃虚弱　乳食难于腐熟,而使乳食停积,壅聚中州,阻碍气机,时日渐久,致使营养失调,患儿羸瘦,气血虚衰,发育障碍。

【临床表现】

1.积滞伤脾　形体消瘦,体重不增,腹部胀满,纳食不香,精神不振,夜眠不安,大便不调、常有恶臭,舌苔厚腻。

2.气血两亏　面色萎黄或㿠白,毛发枯黄稀疏,骨瘦如柴,精神萎靡或烦躁,睡卧不宁,哭声低微,四肢不温,发育障碍,腹部凹陷,大便溏泄,舌淡苔薄,指纹色淡。

【治疗】

1.上肢部穴位治疗

(1)主法:健脾消积。补脾经 3 min,揉板门 2 min,掐四缝 2 min,逆运内八卦 2 min。

(2)次法:滋阴潜阳。揉小天心 1 min,平肝经 2 min,补肾经 4 min,掐揉二马 2 min。

(3)配法:益阳补气。揉外劳宫 2 min,推三关 1 min。

(4)选穴变通与加减:积滞伤脾者重点操作逆运内八卦 3 min、揉板门 3 min,四缝穴点刺放血,可增加清大肠 3 min;气血两亏者重点操作补脾经 5 min、补肾经 5 min、揉外劳宫 3 min、推三关 2 min。

2.黄氏筋结推拿操作

(1)胃结:拨揉 1 min。

(2)肝胆结:拨揉 1 min。

(3)脾结:双侧各拨揉 1 min。

(4)肾结:双侧各拨揉 1 min。

(5)带脉结:双侧各拨揉 1 min。

(6)肠道结:双侧各拨揉 1 min。

拨揉以上筋结时均可结合发热按摩膏涂抹筋结处;拨揉完毕后,各处筋结均需温敷10 min。

3.其他推拿操作

(1)胸腹部:开璇玑 7 遍,按弦走搓摩 7 次,分推腹阴阳、摩腹、揉腹、揉脐、拿肚角各2 min,按揉中脘、天枢、气海等穴各 1 min,一指禅推法施于脐周阿是穴各 1 min。

(2)背部:按揉身柱穴、胃俞、脾俞、肾俞各 1 min,捏脊 3~7 遍。

(3)下肢部:按揉足三里 1 min。

4.其他辅助疗法　暖腹,艾灸神阙穴、身柱穴;常饮姜汤,亦可用姜汤灌肠;积滞者可换食炒面糊糊粥;气血亏虚者可常用姜汤送服十全大补丸。

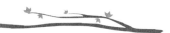

【注意事项】

1.治疗的同时必须注意饮食调节,合理喂养。进食要定时、定量,及时添加辅助食品,多吃含维生素丰富的水果、蔬菜,纠正挑食、偏食、吃零食等不良习惯,提倡母乳喂养。

2.当病情好转,食欲明显增加时,注意勿过食,以免引起消化功能紊乱。

3.经常到室外活动,呼吸新鲜空气,多晒太阳。

4.积极治疗并发症及原发慢性疾病。

第五节 便秘

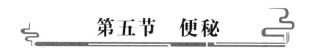

便秘是指大便干燥、硬结,排便时间延长,或欲大便而艰涩不畅的一种病症。该病是由大肠代谢蠕动过慢、排便规律改变所致,排便次数明显减少,大便干燥、坚硬,秘结不通,排便时间间隔较久(>2 d)、无规律,或虽有便意而排不出大便。小儿患便秘的原因除患有器质性病变(巨结肠、肠息肉等)外,大都由饮食结构不合理,或者平时饮水少,或者没有养成按时排便的习惯所致。便秘是小儿常见病之一,在临床上常以食积便秘多见。

【病因病机】

1.实证 饮食不节,过食辛热厚味,以致肠胃积热,气滞不行,或于热病后耗伤津液,导致肠道燥热,津液失于输布而不能下润,于是大便秘结,难以排出。

2.虚证 先天不足,身体虚弱;或病后体虚,气血亏损。气虚则大肠传送无力,血虚则津少不能滋润大肠,以致大便排出困难。

【临床表现】

1.实秘 大便干结,排出困难,面赤身热,口臭唇赤,小便短赤,胸胁痞满,纳食减少,腹部胀痛,舌质红苔黄燥,脉沉数有力,指纹色紫。

2.虚秘 大便秘结,努挣难下,形瘦乏力,神疲气怯,食少纳呆,面色㿠白无华,口唇干淡,舌质淡苔薄白,脉沉无力,指纹色淡。

【治疗】

1.上肢部穴位治疗

(1)主法:理气通便。揉小天心 1 min,逆运八卦 2 min,清大肠 3 min,分阴阳 1 min。

(2)次法:消积养阴。揉板门 2 min,推四缝 2 min,补肾水 3 min,揉二马 2 min。

(3)配法:通腑泄热。按揉膊阳池 1 min,退六腑 1 min,清胃经 3 min。

(4)选穴变通与加减:实秘者重点操作逆运八卦、清大肠、退六腑、清胃经,可适当增加推拿时长,改推四缝为掐四缝,可增加水底捞明月手法 1 min、清肺经 2 min;虚秘者重点操作揉板门、补肾水,可适当增加推拿时长,增加补脾经手法 3 min。

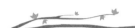

2. 黄氏筋结推拿操作

（1）胃结:拨揉 1 min。

（2）肝胆结:拨揉 1 min。

（3）脾结:双侧各拨揉 1 min。

（4）肠道结:双侧各拨揉 1 min。

以上筋结拨揉时均可结合发热按摩膏涂抹筋结处;拨揉完毕后,各处筋结均需温敷 10 min。

3. 其他推拿操作

（1）腹部:摩腹、揉腹、揉脐各 2 min,按揉中脘、天枢、气海等穴各 1 min。

（2）背部:按揉肺俞、胃俞、脾俞、大肠俞各 1 min,捏脊 3~7 遍,推下七节骨 2 min,揉龟尾 1 min。

（3）下肢部:按揉后承山 1 min。

4. 其他辅助疗法　暖腹,暖臀部;实秘者可用温姜汤 50~100 mL 灌肠;虚秘者可食炒面糊糊粥,饮姜汤或参姜汤。

【注意事项】

1. 由先天性巨结肠等器质性病变引起者,不属推拿治疗范围,应注意鉴别。

2. 嘱小儿多吃一些粗糙的食物,如杂粮、蔬菜、含纤维多的食品。另须让小儿养成定时排便的习惯。

3. 脾胃虚弱,少食而便少者,应注意扶养脾胃之气。

第六节　感冒

感冒是感受风邪或时行疫毒,引起肺卫功能失调,出现以鼻塞、流涕、喷嚏、头痛、恶寒、发热、全身不适、脉浮等为主要临床表现的一种外感病症。感冒全年均可发病,但以冬、春季节为多,具有一定传染性。病情较轻者称为"伤风",病情较重且在一个时期内引起广泛流行、临床表现相类似的,称为"时行感冒"。一般认为西医学中的上呼吸道感染属于本病范畴,流行性感冒与时行感冒近似。

【病因病机】　感冒是由于六淫、时行病毒侵袭人体而发病。以感受风邪为主,但在不同的季节,往往夹时邪相合而侵入人体,如冬季多夹寒邪,春季多夹风邪,暑季多夹暑湿,秋季多夹燥邪,其中尤以风寒、风热、暑湿为多见。风邪夹时令之邪,由人体的皮毛、口鼻而入,侵犯肺卫,则卫阳被遏,营卫失和,邪正相争,肺气失宣,而致感冒。时行感冒因感受时邪疫毒而致病,其特点为发病急,病情重,具有广泛传染性、流行性,较一般伤风感冒为甚。

感冒是小儿呼吸道抵抗力得到锻炼的一种方式,正确的治疗与调护方式有助于儿童

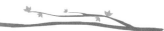

免疫力的增强。感受外邪是否发病,取决于感邪轻重和人体正气的强弱。其症候表现也与四时六气、体质差异有关,如素体阳虚者易受风寒,阴虚者易受风热,痰湿内盛者易受外湿,常内外相因为病。卫外不固,外邪侵犯肺卫,致营卫失调,肺气失宣,从而出现肺系及表卫证候。如气虚感邪,邪在肺卫,则为气虚感冒;阴虚感邪,邪在肺卫,则为阴虚感冒。

小儿感受外邪后,因脏腑嫩弱,传变较速;同时又往往夹痰、夹食、夹惊等因夹杂其中,这是小儿感冒的特点。

【临床表现】

1. 风寒感冒　证候恶寒重、发热轻、无汗,头项疼痛、肢节酸痛,鼻塞、声重、打喷嚏、流涕、咳嗽,口不渴或渴喜热饮,苔薄白,脉浮紧。治则辛温解表,宣肺散寒。

2. 风热感冒　证候恶寒轻,或微恶风,发热较著,头胀痛、面赤、咽喉红肿、疼痛、鼻塞、打喷嚏、流稠涕、咳嗽、痰稠,口干欲饮,舌边尖红、苔薄黄,脉浮数。治则辛凉解表,宣肺清热。

3. 暑湿感冒　证候发热、微恶风、汗少、汗出热不退,暑湿伤表,鼻塞、流浊涕,头昏重胀痛,胸闷脘痞,泛恶,心烦口渴,小便短赤,口渴黏腻,渴不多饮,苔薄黄腻,脉濡数。治则解表清暑,芳香化湿。

4. 时行感冒　起病急,全身症状重,高热恶寒,无汗或汗出热不解,目赤咽红,肌肉酸痛,或有恶心呕吐。舌质红、苔黄,脉数,指纹紫。

5. 气虚感冒　证候恶寒发热,无汗,或热势不高,鼻塞、流涕,头痛,周身酸楚,咳嗽痰白、咳痰无力,平素神疲体倦、乏力,舌质淡、苔薄白,脉浮无力。治则益气解表,调和营卫。

6. 阴虚感冒　证候发热,手足心热,微恶风寒,无汗或有汗,或盗汗,头昏心烦,口干,干咳少痰,鼻塞、流涕,舌红少苔,脉细数。治则滋阴解表。

7. 阳虚感冒　证候阵阵恶寒,甚至蜷缩寒战,或稍兼发热,无汗或自汗,汗出则恶寒更甚,头痛,骨节酸冷疼痛,面色㿠白,语言低微,四肢不温,舌质淡胖、苔白,脉沉细无力。治则助阳解表。

8. 血虚感冒　证候头痛、身热微寒,无汗或汗少,面色不华,唇淡,指甲苍白,心悸头晕,舌淡、苔白,脉细或浮而无力。治则养血解表。

【治疗】

1. 上肢部穴位治疗

(1)主法:清肺疏风。揉小天心 1 min,清肺经 2 min,揉乙窝风 2 min,分阴阳 1 min。

(2)次法:和胃养阴。清板门 2 min,逆运八卦 1 min,补肾水 3 min,揉二马 2 min。

(3)配法:温阳通腑。揉外劳宫 2 min,清大肠 2 min。

(4)选穴变通与加减:风寒感冒者重点操作乙窝风,可适当增加推三关 1~3 min;风热感冒者重点操作清肺经、清板门、清大肠,可减揉外劳宫,增加清天河水、平肝经各 1 min;暑湿感冒者重点操作揉小天心 2 min、板门 3 min、大肠 3 min,增加清胃经 2 min;时

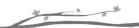

行感冒者增加退六腑 2 min;气虚感冒者增加补脾经 3 min,推三关 1 min;阴虚感冒者重点操作补肾水 5 min,分阴阳时重分阴;阳虚感冒者重点操作揉外劳宫 2 min,增加推三关 3 min,分阴阳时重分阳;血虚感冒者增加补脾经 3 min,平肝 2 min。

2. 黄氏筋结推拿操作

（1）翳风结:双侧各拨揉 0.5 min。

（2）高骨结:双侧各拨揉 0.5 min。

（3）风池结:双侧各拨揉 0.5 min。

（4）枕结:双侧各拨揉 0.5 min。

（5）咽喉结:双侧各拨揉 0.5 min。

（6）肩井结:双侧各拨揉 0.5 min。

（7）气管结:双侧各拨揉 0.5 min。

（8）胃结:拨揉 1 min。

拨揉以上筋结时均可结合发热按摩膏涂抹筋结处;拨揉完毕后,各处筋结均需温敷 10 min。

3. 其他推拿操作

（1）头部:开天门、推坎宫、黄蜂入洞、揉太阳各 1 min,按揉迎香穴、耳后高骨、翳风穴、风池穴、风府穴各 0.5 min。

（2）腹部:摩腹、揉腹、掌按法按压腹部、揉脐各 2 min,按揉鸠尾穴、中脘穴等穴各 1 min。

（3）背部:捏肩井 0.5 min,按揉风门、肺俞各 1 min,掌擦法擦督脉与膀胱经,捏脊 3 ~ 7 遍。

（4）下肢部:按揉足三里、阴陵泉、涌泉穴各 1 min。

4. 其他辅助疗法　热敷后枕部,暖腹,泡脚。风寒感冒者可服用葱姜汤;风热感冒者可服用淡姜汤;夹痰、夹食者可食炒面糊糊粥或生姜萝卜汤、生姜陈皮汤。

【注意事项】

1. 患儿的生活起居也要加以留意,例如穿着要适度,不要穿得太多或过于单薄,多喝水等。

2. 频繁感冒的患儿,多是自身阳气弱的表现。家长需注意以下几点:一是为孩子营造良好的室内空气环境,避免孩子吸入二手烟、粉尘等刺激物;二是呵护孩子稚嫩的阳气,以增强其抵抗力,可让孩子保证足够的室外活动和体育锻炼;三是在饮食上规避寒凉性质的食物,同时可经常给孩子喝姜汤。

3. 养成良好的卫生习惯、饮食习惯,勤洗手及避免触摸眼鼻的动作,可以减少感冒病毒感染的机会。

4. 尽量避免去人多的场所,避免接触上呼吸道感染患者,也可减少疾病发生。

5. 父母亲患感冒时,应避免亲吻宝宝或对着宝宝打喷嚏、咳嗽或呼气。给宝宝喂奶时,也应先洗手并戴上口罩。

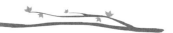

第七节　发热

发热,指体温高出正常,是小儿常见的一种病症。临床以肌肤热感伴面红、耳赤、口干、便秘、尿黄等为特征,一般可分为外感发热、肺胃实热、阴虚内热3种。外感发热,一般是指感冒,但急性传染病初起时也可见到。对于年幼体弱的小儿,发热后容易出现兼症,应予注意。

【病因病机】

1. 外感发热　由于小儿形体稚弱,抗邪能力较差,加之冷热不知调节,家长护理不当,易为风寒外邪所侵,邪气侵袭体表,卫外之阳被郁而致发热。

2. 阴虚内热　小儿体质素弱,先天不足或后天营养失调或久病伤阴而致肺肾不足,阴液亏损引起发热。

3. 脏腑实热　多由外感误治或乳食内伤,造成肺胃肠腑壅实,郁而化热。

4. 变蒸发热　见"第三章第四节变蒸学说"处。

【临床表现】

1. 外感发热　偏于风寒者可见发热,恶风寒,头痛,无汗,鼻塞,流涕,舌质淡红、苔薄白,脉浮紧,指纹鲜红;偏于风热者可见发热,微汗出,口干,鼻流黄涕,苔薄黄,脉浮数,指纹红紫。

2. 阴虚发热　午后发热,手足心热,形瘦神疲,盗汗,食纳减少,舌红苔剥,脉细数无力,指纹淡紫。

3. 脏腑实热　高热,面红,气促,不思饮食,便秘烦躁,渴而引饮,舌红苔燥,脉数有力,指纹深紫。

4. 变蒸发热　可微热,可大热,可能伴有烦渴、夜啼、汗出、呕吐、口角起疱、轻微腹泻或便秘、脉数而乱,也可无明显症状,仅耳冷、尻冷。

【治疗】

1. 上肢部穴位治疗

(1)主法:健脾和胃。补脾经3 min,清板门2 min,逆运内八卦2 min,清大肠3 min,分阴阳1 min。

(2)次法:滋阴潜阳。揉小天心2 min,清天河水2 min,补肾水3 min,揉二马2 min。

(3)配法:充实阳气。推三关3 min,揉外劳宫3 min。

(4)选穴变通与加减:外感发热者重点操作健脾和胃手法,可增加掐揉二扇门、乙窝风、清肺经各2 min;阴虚发热者重点操作滋阴潜阳手法,可适当增加推拿时长,亦可增加水底捞月手法1~2 min;肺胃实热者重点操作健脾和胃手法,可增加退六腑、清肺经、清胃经、掐揉小横纹各2 min,减去推三关、揉外劳宫。

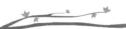

2. 黄氏筋结推拿操作

（1）翳风结:双侧各拨揉 0.5 min。

（2）高骨结:双侧各拨揉 0.5 min。

（3）风池结:双侧各拨揉 0.5 min。

（4）枕结:双侧各拨揉 0.5 min。

（5）咽喉结:双侧各拨揉 0.5 min。

（6）心结:双侧各拨揉 1 min。

（7）辨病加减

1）因呼吸道感染发热者

气管结:双侧各拨揉 1 min。

肺结:双侧各拨揉 1 min。

肺叶结:双侧各拨揉 1 min。

2）因食积发热者

胃结:拨揉 2 min。

脾结:双侧各拨揉 1 min。

带脉结:双侧各拨揉 1 min。

肠道结:双侧各拨揉 2 min。

拨揉以上筋结时均可结合发热按摩膏涂抹筋结处;拨揉完毕后,各处筋结均需温敷 10 min。身体虚弱者可适度延长温敷时间。

3. 其他推拿操作

（1）头部:按揉耳后高骨、翳风穴、风池穴、风府穴各 1 min。

（2）腹部:分推腹阴阳、摩腹、揉腹、揉脐各 2 min,按揉中脘、天枢、气海等穴各 1 min。

（3）背部:捏肩井 1 min,捏脊 3 ~ 7 遍,捏挤督脉和背俞穴相关穴位,擦法擦背腰部膀胱经(可用姜粉或姜汁作为推拿介质)。

（4）下肢部:按揉足三里、阴陵泉、涌泉穴各 1 min。

4. 其他辅助疗法　热水袋垫枕后脑勺,暖腹,暖背。脏腑实热者可用温姜汤 50 ~ 100 mL 灌肠;外感发热者(或伴有积食发热者)可食炒面糊糊粥、饮姜汤;阴虚发热者可饮姜汤或山药生姜汤,热水泡脚;变蒸发热者慎用推拿治疗,可换食炒面糊糊粥。

【注意事项】

1. 加强护理,慎衣食,适寒热,避风邪,防外感。

2. 饮食有节,以免损伤脾胃。

3. 病后注意营养,以免气血津液亏损。

4. 发热高且不退,可一日推拿 2 ~ 3 次。

5. 变蒸发热者慎用推拿治疗。

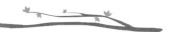

第八节　咳嗽

咳嗽是常见的、多发的肺系病症,见于多种呼吸道和肺脏病症中,如感冒、肺炎等均可引起。一般以有声无痰为咳,有痰无声为嗽,有痰有声为咳嗽。本病一年四季皆可发生,尤以冬春季为多。本节所述的咳嗽仅指小儿以咳嗽为主的急、慢性支气管炎等症。

【病因病机】

1. 外邪犯肺　肺主气,司呼吸,开窍于鼻,外合皮毛,主一身之表;又为娇脏,居脏腑之上,外感邪气,首当犯肺。当风寒或风热外侵,邪束肌表,肺气不宣,清肃失职,痰液滋生;或感受燥气,气道干燥,咽喉不利,肺津受灼,痰涎黏结,均可引起咳嗽。

2. 内伤咳嗽　平素体虚,或久病致肺阴虚损,肺气上逆,或脾胃虚弱,健运失职,痰湿内生,上扰肺络,均可引起咳嗽。

【临床表现】

1. 外感咳嗽　咳嗽有痰,鼻塞,流涕,恶寒,头痛,苔薄,脉浮。若为风寒者兼见痰、涕清稀色白,恶寒重而无汗,苔薄白,脉浮紧有力;若为风热者兼见痰、涕黄稠,稍怕冷而微汗出,口渴,咽痛,发热,苔薄黄,脉浮数。

2. 内伤咳嗽　久咳,身微热或干咳少痰,或咳嗽痰多,食欲不振,神疲乏力,形体消瘦。

【治疗】

1. 上肢部穴位治疗

(1)主法:平肝清肺。掐揉掌小横纹 3 min,清肺经 3 min,逆运内八卦 2 min,平肝经 2 min。

(2)次法:健脾和胃,滋阴潜阳。揉板门 2 min,补脾经 3 min,补肾水 3 min,揉二马 2 min。

(3)配法:理气通便。清大肠 3 min,推小横纹 2 min,分阴阳 1 min。

(4)选穴变通与加减:外感咳嗽者重点操作清肺经 5 min,可增加掐揉乙窝风 2 min;内伤咳嗽者重点操作补脾经 5 min、补肾水 4 min,可适当增加板门、内八卦、大肠等穴的推拿时长。

2. 黄氏筋结推拿操作

(1)咽喉结:双侧各拨揉 0.5 min。

(2)肩井结:双侧各拨揉 0.5 min。

(3)气管结:双侧各拨揉 0.5 min。

(4)肺结:双侧拨揉 1 min。

(5)肺叶结:双侧拨揉 1 min。

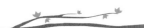

（6）肠道结：双侧拨揉 1 min。

拨揉以上筋结时均可结合发热按摩膏涂抹筋结处；拨揉完毕后，各处筋结均需温敷 10 min。

3.其他推拿操作

（1）头项部：捏挤天突穴，指擦法擦颈部廉泉至天突处（用姜油或姜膏作为介质）。

（2）腹部：分推腹阴阳、摩腹、揉腹、揉脐各 2 min，按揉中脘、天枢、气海等穴各1 min。

（3）背部：捏拿肩井 1 min，捏脊 3~7 遍，按揉风门、肺俞、脾俞、胃俞、大肠俞等穴，捏挤大椎、风门、肺俞等穴，指擦法擦上背肺俞穴处（用姜油或姜膏作为介质）。

（4）下肢部：按揉足三里、阴陵泉、丰隆、涌泉各穴 1 min。

4.其他辅助疗法　热水袋垫枕后脑勺，暖腹，暖背。内伤咳嗽属食积者可用温姜汤 50~100 mL 灌肠；外感咳嗽者和食积咳嗽者可食炒面糊糊粥、饮姜汤；痰湿重者可饮姜加陈皮汤或姜加萝卜汤。

【注意事项】

1.注意保暖，防止外邪侵袭。

2.少食辛辣香燥、生冷及肥甘厚味食物，防止内伤乳食。

3.外邪未解之前，忌食油腻荤腥；咳嗽未愈之前，忌食过咸、过酸食物。

第九节　哮喘

哮喘是小儿常见的一种呼吸道疾病，哮指声响，喘指气息。临床上常以发作性呼吸困难，呼气延长，喉间有哮鸣音，伴有咳嗽、痰涎，严重时张口抬肩、难以平卧为特征。本病于春秋两季发病率较高，气候突变、寒温失宜、饮食不当等为本病诱发因素。

【病因病机】　小儿哮喘病的形成有内因和外因两个方面。《景岳全书》指出："喘有夙根，遇寒即发，或遇劳即发者，亦名哮喘。"《证治汇补》说："因内有壅塞之气，外有非时之感，膈有胶固之痰，三者相合，闭拒气道，搏击有声，发为哮喘病。"哮喘的发病是由于外因作用于内因。素有特异体质的小儿感受风寒或饮食不当、过食生冷等，触动了伏痰，痰浊随气上逆，痰气相搏阻塞气道，肺气升降不利，导致哮喘的发作。若哮喘反复发作则可导致肺气耗散，久病肺虚及肾，出现肾阳亏虚、肾不纳气的证候。

1.内因　本病的发生与肺、脾、肾三脏有关。肺气不足，卫表不固，痰邪内伏，肃降失常，则气短而喘；脾气素虚，运化失职，不能行其津液，水湿内停，积湿生痰，上贮于肺，肺失清肃，上逆而喘；肾气不足，摄纳无力，则少气而喘。

2.外因　气候突变，寒温失宜，风寒外邪袭表犯肺，肺气失于疏泄，壅塞不通，宣降失常，气逆而喘。

【临床表现】　哮喘有寒性哮喘、热性哮喘及寒喘兼阳虚之分。风寒之邪侵袭，寒伏肺俞而聚液生痰,或素体阳虚,气不化津,寒痰内伏,为寒性哮喘;若素体阴虚,痰热胶固,内郁于肺,或寒痰久伏化热,为热性哮喘;哮喘反复发作,肺气耗散,肾阳虚亏,气不摄纳,为寒喘兼阳虚。

1.寒性哮喘　咳嗽气喘,呼吸困难,喘息时间有哮鸣声,甚者抬肩欠肚,不能平卧,吐痰清稀,色白多沫,形寒无汗,面色苍白或青紫,四肢不温,口不渴或渴喜热饮,小便清长,舌质淡红、苔薄白,脉濡数或浮滑,指纹淡红。

2.热性哮喘　咳嗽气促,呼吸憋气,不能平卧,喘息时有哮鸣音,痰稠色黄,发热面红,胸闷膈满,烦躁不安,渴喜冷饮,小便黄赤,大便干燥或秘结,舌质红、苔薄黄或黄腻,脉浮数,指纹深红。

3.寒喘兼阳虚　除上述寒喘症状外,兼有面色青灰,口不渴,倦怠乏力,食少纳呆,头汗涔涔,张口抬肩,端坐喘息,四肢欠温,小便清长,舌淡、苔薄白,脉濡而无力,指纹淡白。

【治疗】

1.上肢部穴位治疗

(1)主法:宣肺降逆,补肾平喘。补肾经 3 min,清肺经 3 min,逆运内八卦 2 min,揉乙窝风 3 min。

(2)次法:健脾和胃,祛痰利湿。推四横纹 2 min,清板门 2 min,补脾经 3 min,揉掌小横纹 3 min,揉小天心 2 min。

(3)配法:温阳益气。推三关 3 min,揉外劳宫 3 min,揉二马 2 min。

(4)选穴变通与加减:寒性哮喘者重点操作揉乙窝风 5 min,可增加掐揉二扇门 3 min;热性哮喘者重点操作补肾水、清肺经各 5 min,可增加清天河水 2 min,伴有便秘者可适当增加清大肠 3 min、退六腑 3 min;寒喘兼阳虚者重点操作揉乙窝风、推三关、揉外劳宫各 5 min。

2.黄氏筋结推拿操作

(1)咽喉结:双侧各拨揉 0.5 min。

(2)肩井结:双侧各拨揉 0.5 min。

(3)气管结:双侧各拨揉 0.5 min。

(4)肺结:双侧拨揉 1 min。

(5)肺叶结:双侧拨揉 1 min。

(6)脾结:双侧拨揉 1 min。

(7)肾结:双侧拨揉 1 min。

拨揉以上筋结时均可结合发热按摩膏涂抹筋结处;拨揉完毕后,各处筋结均需温敷 10 min。

3.其他推拿操作

(1)头项部:按揉耳后高骨、翳风穴、风池穴、风府穴各 1 min,推天柱骨,指擦法擦颈部廉泉至天突处(用姜油或姜膏作为介质)。

(2)胸腹部:开璇玑 7 遍,分推腹阴阳、摩腹、揉腹、揉脐各 2 min,按揉中脘、天枢、气

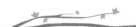

海、丹田等穴各 1 min,指擦法擦膻中穴处(用姜油或姜膏作为介质)。

(3)背部:捏拿肩井 1 min,捏脊 3~7 遍,按揉风门、肺俞、心俞、脾俞、胃俞、大肠俞等穴;寒喘兼阳虚者可用"工"字擦背法(用姜油或姜膏作为介质)。

(4)下肢部:按揉足三里、阴陵泉、丰隆、涌泉各穴 1 min。

4.其他辅助疗法 暖腹、暖背。寒性哮喘者可灸神阙、丹田、风门、肺俞、身柱、脾俞、肾俞等穴;热性哮喘兼有便秘者可用温姜汤 50~100 mL 灌肠;各类哮喘者平时均可食炒面糊糊粥、饮姜汤;气虚重者可饮生姜红参汤;痰湿重者可饮姜加陈皮汤或姜加萝卜汤;体质虚者可用姜汤送服十全大补丸。

【注意事项】

1.需要制订合理的治疗方案和坚持长期治疗。

2.体弱或有佝偻病者应适当补充营养。

3.饮食一般不忌口,但应避免能明显诱发哮喘发作的饮食。

4.哮喘发作时应注意休息。平时可加强户外活动,增强体质。及时增减衣服,避免感冒。

第十节 惊风

惊风也称惊厥、抽风、惊痫、天吊。以肢体抽搐、两目上视和意识不清为其特征。多见于 5 岁以下小儿,年龄越小,发病率越高,病情变化越迅速,是小儿常见的病症之一。临床上分为急惊风和慢惊风两种。急惊风来势凶急,处理不当可使脑组织和局部机体缺氧,遗留后遗症,严重的可引起窒息,发生呼吸和循环衰竭,危及小儿生命。因此治疗要及时、果断,必要时要积极抢救。

【病因病机】 《厘正按摩要术》指出:"惊风者,惊生于心,风生于肝。小儿热盛生风,风盛生痰,痰盛生惊。"可见小儿被风、热、痰、火之邪侵袭,或突受惊吓,以及饮食积滞等,是引发惊风最常见的原因。小儿由于体属纯阳,感受六淫外邪,化热极速,热盛生风,风热相煽,煎熬津液,凝结为痰,痰热壅闭生惊;或因乳食不节,积滞痰热内壅,气机逆乱,清窍蔽塞,发为惊风;津液亏损,阴血不足,筋脉失其濡养,也可致肢体拘急、抽搐,角弓反张而发作。

1.急惊风 急惊风的发生主要是外感风温时邪,暴受惊恐或乳食积滞。《小儿推拿广意》指出:"急惊属阳,皆由心经受热受惊,肝经生风发搐,风火交争,血乱气并,痰涎壅盛,百脉凝滞,关窍不通,内则不能升降,外则无所发泄,以致啮齿咬乳,颊赤唇红,鼻额有汗,气促痰喘,忽而闷绝,目直上视,牙关紧急,口噤分开,手足搐掣,此热而然。"

2.慢惊风 慢惊风多因急惊失治或突受惊吓,或久痢久泻、大病后正气亏损,津血耗伤,筋脉失于滋养而致。《小儿推拿广意》指出:"慢惊属阴,皆由大病之余,吐泻之后,目

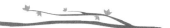

慢神昏,手足偏动,口角流涎,身体微温,眼目上视,两手握紧而搐。如口鼻气冷,囟门下陷,此虚极也。脉沉无力,睡则露睛,此真阳衰耗而阴邪独盛,此虚寒之极也。"

【临床表现】

1. 急惊风

(1)高热惊风:急性热病,如流感、扁桃体炎等发热高,或不明原因的高热均可引起惊风,患儿体温往往在 39℃ 以上。初起患儿神情紧张,烦躁不安,项背不适,继则壮热无汗,口渴欲饮,眼红颊赤,神昏谵语,颈项强直,四肢抽搐,牙关紧闭,两目上视,舌质红绛、苔黄糙,脉数,指纹青紫。此乃高热内闭,扰乱神明,引动肝风。

(2)突受惊恐:神情紧张,惊慌恐惧不安,频作惊惕或惊叫,面色乍青乍赤,睡眠不宁,或迷睡不醒,醒时啼哭,手足抽搐,轻微发热或不发热,大便色青,舌苔正常,脉较细数,指纹青滞。

(3)乳食积滞:发于饱食过食之后,脘腹胀满,呕吐纳呆,腹痛,便秘,发热,目瞪视呆,昏厥不省,呼吸短促,气息窒塞,舌苔黄腻,脉滑数。兼有痰湿者可见喉中痰声辘辘、咳吐不利、呼吸急促、苔白腻等症。

2. 慢惊风　面色苍白,形瘦,纳呆,便溏,嗜睡无神,两手握拳,抽搐无力,时作时止。有的在沉睡之中突发痉挛,肢冷畏寒,舌淡苔薄,脉沉无力。

【治疗】

1. 上肢部穴位治疗

(1)主法:清心定惊。捣揉小天心 3 min,平肝经 3 min,清天河水 2 min,分阴阳 1 min。

(2)次法:滋阴潜阳,健脾和胃。补脾经 3 min,逆运内八卦 2 min,补肾水 3 min,揉二马 2 min。

(3)配法:充实阳气。推三关 3 min,揉外劳宫 3 min。

(4)选穴变通与加减:急惊风者重点操作清心定惊手法,可增加掐老龙、掐揉二扇门、掐揉乙窝风等通经开窍手法各 2 min,神昏抽搐者可增加重分阳 1 min、掐总筋 1 min;慢惊风者重点操作滋阴潜阳,健脾和胃手法,可增加掐揉肾纹穴 2 min,体虚形弱者可适当增加推拿时长,积食重者亦可增加推掐四缝手法 2 min。

2. 黄氏筋结推拿操作

(1)翳风结:双侧各拨揉 0.5 min。

(2)高骨结:双侧各拨揉 1 min。

(3)风池结:双侧各拨揉 0.5 min。

(4)枕结:双侧各拨揉 0.5 min。

(5)心结:双侧各拨揉 1 min。

(6)肝胆结:单侧拨揉 1 min。

拨揉以上筋结时均可结合发热按摩膏涂抹筋结处;拨揉完毕,各处筋结均需温敷 10 min,重点热敷头部筋结。

3.其他推拿操作

(1)头部:按揉耳后高骨、翳风穴、风池穴、风府穴各 2 min,揉太阳、百会,推囟门,掐山根、人中、准头等穴。

(2)腹部:分推腹阴阳、摩腹、揉腹、揉脐各 2 min,按揉中脘、天枢、气海、丹田等穴各 1 min。

(3)背部:捏肩井 1 min,捏脊 3~7 遍,按揉背腰部膀胱经相关穴位,重点按揉心俞、肝俞、脾俞、肾俞。

(4)下肢部:按揉足三里、阴陵泉、涌泉穴各 1 min。

4.其他辅助疗法　热水袋垫枕后脑勺,暖腹,暖背。急惊风者在推拿的同时可灌服浓姜汤或参汤;慢惊风者可食炒面糊糊粥、饮姜汤;体虚者可常用姜汤送服十全大补丸。

【注意事项】

1.惊风是小儿急症之一,除抓住危及生命的主要矛盾外,应及时解痉,防止窒息及呼吸、循环衰竭。在推拿解痉的同时,还应积极查找病因,对症治疗。

2.在发作时,应使患儿侧卧,并用纱布包裹的压舌板放在上下牙齿之间,以免咬伤舌头。

3.保持环境安静,避免患儿受不良刺激。

4.对于发热患儿,尤其既往有惊厥病史者,要注意降温,以防体温过高,再次引发惊厥。

第十一节　遗尿

遗尿又称尿床,指3周岁以上的小儿在睡眠中小便自遗,醒后方觉,反复发作。本病多由肾气不足,下元虚冷,或病后体弱,肺脾气虚不摄所致。多见于 3~12 岁的小儿。遗尿症必须及早治疗,如病延日久,会妨碍小儿的身心健康,影响发育。

【病因病机】　遗尿与肺、脾、肾三脏气化功能失常有关,其中肾与遗尿关系更为密切。小便正常的排泄,有赖于膀胱与三焦功能的健全。而三焦气化,上焦以肺为主,中焦以脾为主,下焦以肾为主。若肺、脾、肾三脏功能失常,皆会发生遗尿。

1.下元虚冷　小儿遗尿,多为先天肾气不足,下元虚冷所致。《诸病源候论》指出:"遗尿者,此由膀胱虚寒,不能约水故也。"肾主闭藏,开窍于二阴,司职二便,与膀胱相表里。肾为水关,肾气充沛,则膀胱气化正常,关门固而膀胱排尿有序。肾气虚则膀胱气化不足,关门不固,水道失去制约而发生遗尿。

2.脾肺气虚　由各种疾病引起的脾肺虚损,气虚下陷,也可以出现遗尿。肺主一身之气,为水之上源,有通调水道、下输膀胱的功能。脾属中土,喜燥而制水,主运化水谷精微而输于肺。肺脾功能正常,方能维持机体水液的正常输布和排泄。若肺脾气虚,则上

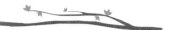

虚不能制下,下虚不能上承,运化无力,节制无权,则水液趋下,以致膀胱失约,关门不固而遗尿。

3.肝经郁热　肝主疏泄,肾主闭藏。由于肝经郁热所致的疏泄作用强过肾的闭藏作用,肾关开合约制失力,膀胱不藏而发生遗尿。

【临床表现】　睡眠中不自主排尿,如白天疲劳或天气阴雨时更易发生,轻则数夜遗尿1次,重则每夜遗尿1~2次,甚或更多。遗尿病久可见患儿面色萎黄、智力减退、精神不振、头晕腰酸、四肢不温等症。年龄较大的患儿有怕羞或精神紧张感。

1.肾气不足　睡中遗尿,醒后方觉,一夜1~2次或更多;面色㿠白,反应迟钝,较大患儿能主诉神疲乏力,肢冷形寒,腰腿酸软,小便清长而频,或伴有头晕,甚者见肢冷畏寒,蜷卧而睡,舌质淡、苔薄白,脉沉细无力。

2.肺脾气虚　睡中遗尿,尿频量少,面色无华,气短自汗,形瘦乏力,食欲不振,或大便溏薄,舌质淡、苔薄白,脉缓无力。

3.肝经郁热　遗尿,溲黄短赤,频数不能自忍;性情急躁,手足心热,夜间磨牙,面赤唇红,口渴喜饮,甚或目睛红赤,舌质红、苔黄腻,脉弦数。

【治疗】

1.上肢部穴位治疗

(1)主法:温阳益气补肾。补肾经5 min,平肝经3 min,揉外劳宫3 min,补肺经3 min。

(2)次法:健脾和胃。补脾经3 min,逆运内八卦2 min,揉乙窝风3 min,推四横纹2 min。

(3)配法:充实阳气。推三关3 min,退六腑1 min。

(4)选穴变通与加减:肾气不足者重点操作补肾经手法7~10 min;肺脾气虚者重点操作补脾经、补肺经各5 min;肝经郁热者重点操作平肝经5 min,改"推三关3 min,退六腑1 min"为"推三关1 min,退六腑3 min",增加按弦走搓摩7遍。

2.黄氏筋结推拿操作

(1)翳风结:双侧各拨揉0.5 min。

(2)高骨结:双侧各拨揉0.5 min。

(3)风池结:双侧各拨揉0.5 min。

(4)枕结:双侧各拨揉0.5 min。

(5)肝胆结:单侧拨揉1 min。

(6)脾结:双侧各拨揉1 min。

(7)肾结:双侧各拨揉1 min。

(8)前阴结:双侧各拨揉1 min。

拨揉以上筋结时均可结合发热按摩膏涂抹筋结处;拨揉完毕,各处筋结均需温敷10 min。

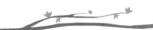

3.其他推拿操作

(1)头部:按揉耳后高骨、翳风穴、风池穴、风府穴各2 min,揉太阳、百会。

(2)腹部:分推腹阴阳、摩腹、揉腹、揉脐各2 min,按揉中脘、天枢、气海等穴各1 min,掌振法振丹田3 min。

(3)背部:捏肩井1 min,捏脊3~7遍,按揉背腰部膀胱经相关穴位,重点按揉肺俞、肝俞、脾俞、肾俞。

(4)下肢部:按揉足三里1 min。

4.其他辅助疗法 热水袋垫枕后脑勺,暖腹,暖背。肾气不足者在推拿的同时艾灸丹田、命门和八髎穴,也可配合饮服参汤或口服桂附地黄丸;肺脾气虚者可食炒面糊糊粥、饮参姜汤;肝经郁热者以推拿调理为主,平时可食炒面糊糊粥或山药粉粥。

【注意事项】 本病的诊断需排除器质性疾病,如隐性脊柱裂、尿道畸形等。男孩要检查有无包皮过长、尿道口炎,女孩检查外阴有无分泌物。注意有无蛲虫感染等。对遗尿患儿,除给予积极的治疗外,还要适当增加营养,并注意休息。临睡前2 h最好不要饮水,少吃或不吃流质类食品。夜间入睡后,家长应定时叫其起床排尿,培养良好的生活习惯。做好家长和稍长患儿的思想工作,消除紧张情绪,家长更不能打骂和歧视患儿。

第十二节 夜啼

小儿夜啼是指小儿白天如常,入夜则经常啼哭不眠,民间俗称"哭夜郎"。有的患儿阵阵啼哭,哭后仍能入睡;有的啼哭不已,甚至通宵达旦。患此症后,持续时间少则数日,多则经月,本病多见于半岁以内的婴幼儿。

【病因病机】 小儿夜啼以脾寒、心热、惊骇、食积等为发病原因。

1.脾寒 本病的发生,多由先天不足、后天失调、脏腑受寒所致。婴儿素体虚弱,脾常不足,至夜阴盛。脾为阴中之阴,寒邪内侵,潜伏于脾,或脾寒内生,寒邪凝滞,气血不通,不通则痛,故入夜腹痛而啼哭。

2.心热 乳母孕期恣食肥甘,或过食炙煿之物,以致胎中受热,结于心脾,或邪热乘于心,心火过旺,或肝胆热盛,故内热烦躁,不得安寐而啼哭。

3.惊骇 患儿偶见异物,或乍闻异声,暴受惊恐所致。小儿神气不足,心气怯弱,若受惊吓则神志不宁而散乱,心志不宁则烦躁,神不守舍而惊惕不安,夜间惊啼不眠。

4.食积 婴儿乳食不节,内伤脾胃,运化功能失司,乳食积滞中焦而胃不和,胃不和则卧不安,因而入夜啼哭。

【临床表现】

1.脾寒 夜间啼哭,睡喜伏卧,四肢欠温,食少便溏,神怯困倦,痛时曲腹,啼哭声软,面色青白,唇舌淡白,苔薄白,脉象沉细,指纹淡红。

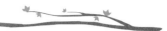

2. 心热 夜间啼哭,喜仰卧,见灯火则啼哭愈甚,且伴烦躁,面赤唇红,心神不宁,哭声粗壮,小便短赤,大便秘结,舌尖红、苔薄,脉数有力,指纹青紫。

3. 惊骇 夜间啼哭,面红或泛青,心神不宁,惊惕不安,睡中易醒,梦中啼哭,声惨而紧,呈恐惧状,紧偎母怀,脉象、唇舌多无异常变化。

4. 食积 夜间啼哭,厌食吐乳,嗳腐泛酸,腹痛胀满,睡卧不安,大便酸臭,舌苔厚腻,指纹紫滞。

【治疗】

1. 上肢部穴位治疗

(1)主法:清心镇惊。捣揉小天心 2 min,平肝经 2 min,清天河水 1 min,掐揉五指节 1 min。

(2)次法:滋阴潜阳,健脾和胃。补脾经 3 min,逆运内八卦 2 min,补肾水 3 min,揉二马 2 min。

(3)配法:调中理气。揉乙窝风 2 min,揉外劳宫 2 min。

(4)选穴变通与加减:脾寒者重点操作揉乙窝风、外劳宫 3 min,可增加推三关 2 min;心热者重点操作捣揉小天心 3 min、清天河水 2 min,可增加掐总筋 1 min、清肺经 2 min;惊骇者重点操作捣揉小天心 3 min、掐揉五指节 2 min、平肝经 3 min;食积者重点操作逆运内八卦 3 min,增加清板门 2 min、清大肠 2 min。

2. 黄氏筋结推拿操作

(1)翳风结:双侧各拨揉 0.5 min。

(2)高骨结:双侧各拨揉 0.5 min。

(3)风池结:双侧各拨揉 0.5 min。

(4)枕结:双侧各拨揉 0.5 min。

(5)心结:双侧各拨揉 1 min。

(6)胃结:单侧拨揉 1 min。

(7)肝胆结:单侧拨揉 1 min。

(8)脾结:双侧各拨揉 1 min。

拨揉以上筋结时均可结合发热按摩膏涂抹筋结处;拨揉完毕,各处筋结均需温敷 10 min。

3. 其他推拿操作

(1)头部:拨揉耳后高骨、翳风穴、风池穴、风府穴各 1 min,揉太阳、百会及推摩囟门各 1 min。

(2)腹部:分推腹阴阳、摩腹、揉腹、揉脐各 2 min,按揉中脘、天枢、气海、丹田等穴各 1 min。

(3)背部:捏肩井 1 min,捏脊 3～7 遍,按揉背腰部膀胱经相关穴位,重点按揉心俞、肝俞、脾俞、肾俞各 1 min;食积者可推下七节骨 2 min。

(4)下肢部:按揉足三里、阴陵泉、涌泉穴各 1 min。

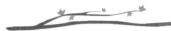

4.其他辅助疗法　脾寒者暖腹;哭闹剧烈时可灌服浓姜汤;食积者可尝试飞机抱。

【注意事项】　本病诊断应排除因肠套叠、腹泻和感染性疾病引起的啼哭。平时注意居室安静,避免患儿受惊吓。脾寒者注意保暖;心热者切勿过于保暖。患病期间食用易消化食物。

第十三节　新生儿黄疸

胎黄,以婴儿出生后全身皮肤、黏膜、巩膜发黄为特征,因与胎禀因素有关,故称"胎黄"或"胎疸"。

西医学称胎黄为新生儿黄疸,包括了新生儿血清胆红素增高的一系列疾病,分为生理性黄疸和病理性黄疸。生理性黄疸大多在生后 2~3 d 出现,4~6 d 达高峰,7~10 d 消退,早产儿持续时间较长,除有轻微食欲不振外,一般无其他临床症状。若生后 24 h 前后即出现黄疸,2~3 周仍不消退,甚或持续加深;或消退后复现,则为病理性黄疸。延迟喂养、呕吐、寒冷、缺氧、胎黄排出较晚等可加重生理性黄疸;新生儿溶血症、先天性胆道闭锁、婴儿肝炎综合征、败血症等可造成病理性黄疸。

本症多因母体胎孕之时,湿热熏蒸于胞胎,或产后感受湿热邪毒而致。轻者可不治而愈,重者因邪毒内陷心包,扰乱神明,可致昏迷、抽搐,甚至阳气暴脱而致死亡。

我国早在隋代《诸病源候论·小儿杂病诸候·胎疸候》中对胎黄的病因、症状已有论述,提出其病因为"其母脏气有热,熏蒸于胎",症状为"至下小儿体皆黄"。历代医家对此证的辨证认识不断提高。如《小儿药证直诀·黄相似》指出胎黄"若淡黄兼白者,胃怯、胃不和也"。而《婴童百问》则在治疗方面提出茵陈汤等处方,较以往有了进一步充实。

【病因病机】　多种病因可引起胎黄,常见的有湿热熏蒸、寒湿阻滞、瘀积发黄 3 个方面。

1.湿热熏蒸　由于孕母素蕴湿热之毒,遗于胎儿。正如《幼科铁镜·辨胎黄》云:"胎黄由娠母感受湿热传于胎儿,故儿生下,面目通身皆如金黄色。"或因胎产之时,出生之后,婴儿感受湿热邪毒所致。

2.寒湿阻滞　孕母体弱多病,气血素亏,以致胎儿先天禀赋不足,脾阳虚弱,湿浊内生,或生后为湿邪所侵,湿从寒化,寒湿阻滞。

3.瘀积发黄　小儿禀赋不足,脉络阻滞,或湿热蕴结肝经日久,气血郁阻,如《张氏医通·黄疸》说:"诸黄虽多湿热,然经脉久病,不无瘀血阻滞也。"

【临床表现】

1.湿热熏蒸　面目皮肤发黄,色泽鲜明如橘,哭声响亮,不欲吮乳,或有发热,大便秘结,小便深黄,舌质红、苔黄腻。

2.寒湿阻滞　面目皮肤发黄,色泽晦暗,精神萎靡,四肢欠温,便溏色灰白,小便短

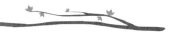

少,舌质淡、苔白腻。

3. 瘀积发黄 面目皮肤发黄,颜色逐渐加深而晦暗无华,右胁痞块质硬,肚腹膨胀,青筋显露,或见瘀斑、衄血,唇色暗红,舌见瘀点、苔黄,指纹青紫。

【治疗】

1. 上肢部穴位治疗

(1)主法:平肝通便。捣揉小天心 1 min,平肝经 2 min,清大肠 1 min,分阴阳 1 min。

(2)次法:和胃养阴。清板门 2 min,逆运内八卦 2 min,补肾水 3 min,揉二马 2 min。

(3)配法:温阳健脾。推三关 2 min,清补脾经 2 min。

(4)选穴变通与加减:湿热熏蒸者重点操作平肝经 3 min、清大肠 2 min,可增加退六腑 1～2 min;寒湿阻滞者重点操作推三关 3 min,可增加揉外劳宫 2 min;瘀积发黄者重点操作平肝经、清板门、逆运内八卦各 3 min,可增加清天河水 2 min。

2. 黄氏筋结推拿操作

(1)胃结:单侧拨揉 0.5 min。

(2)肝胆结:单侧拨揉 0.5 min。

(3)脾结:双侧各拨揉 0.5 min。

(4)肾结:双侧各拨揉 0.5 min。

(5)肠道结:双侧各拨揉 0.5 min。

拨揉以上筋结时均可结合发热按摩膏涂抹筋结处。

3. 其他推拿操作

(1)腹部:分推腹阴阳、摩腹、揉腹、揉脐各 1 min,按揉中脘、天枢、气海、丹田等穴各 0.5 min。

(2)背部:捏肩井 1 min,捏脊 3～7 遍,按揉背腰部膀胱经相关穴位,重点按揉心俞、肝俞、脾俞、肾俞、大肠俞各 1 min;便秘者可推下七节骨 2 min、揉龟尾 1 min。

(3)下肢部:按揉足三里、阴陵泉、涌泉穴各 0.5 min。

4. 其他辅助疗法 寒湿阻滞者暖腹,可灌服淡姜汤;湿热熏蒸者可灌服淡豆豉汤;瘀积发黄者可灌服适量茵陈大枣汤。在保护好婴儿肚脐的情况下,可以熬煮一些艾草水,适度地为婴儿泡澡。

【注意事项】

1. 上述小儿推拿疗法主要针对各种生理原因导致的胆红素代谢过慢而引起的黄疸,应与新生儿溶血症、新生儿败血症、母乳性黄疸、葡萄糖-6-磷酸脱氢酶(G-6-PD)缺乏、新生儿肝炎、完全性肝内梗阻、胆道闭锁等疾病导致的病理性黄疸相鉴别。

2. 婴儿出生后密切观察其皮肤颜色的变化,及时了解黄疸出现及消退时间。

3. 新生儿注意保暖,提早开奶。

4. 注意观察胎黄婴儿的全身证候,有无精神萎靡、嗜睡、吸吮困难、惊惕不安、两目直视、四肢强直或抽搐,以便对重症患儿及早发现和治疗。

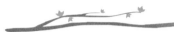

第十四节 肌性斜颈

小儿肌性斜颈又称先天性斜颈、原发性斜颈,是由一侧胸锁乳突肌挛缩造成头向一侧偏斜的病症,民间俗称"斜头""歪脖"。其临床表现是以患儿头向患侧倾斜、前倾、颜面旋向健侧为特征。本病早期推拿治疗疗效较佳,但如果病程超过 1 年,且畸形明显者,应考虑外科手术治疗。

【病因病机】 本病与产伤、孕时胎位不正或胎儿过大活动不利以及产时头位不正有关。孕时胎儿在子宫内头部向一侧偏斜,阻碍一侧胸锁乳突肌血液供应,引起该肌缺血性改变;或分娩时胎儿头位不正,阻碍一侧胸锁乳突肌血液供给,引起该肌缺血性改变,导致肌肉挛缩;或分娩时一侧胸锁乳突肌因受产道或产钳挤压受伤出血,血肿机化形成挛缩,从而造成斜颈。此外,还有部分患儿与先天性遗传缺陷、肌内感染性炎症等因素有关。

【临床表现】 在患儿出生后马上或数日后,可发现其头部向一侧偏斜、面部旋向健侧,颈部一侧可发现梭形肿物,呈条索状或卵圆形,继而患侧胸锁乳突肌逐渐挛缩、僵硬,头颈活动旋转受限。颈部伸直时出现患侧胸锁乳突肌紧张。

【治疗】

1. 治疗原则 舒筋活血,软坚散结。

2. 基本手法 推、揉、拿、扳法。

3. 操作方法

(1)操作部位以局部为主,患儿取仰卧位,医者在患侧胸锁乳突肌硬结处做捏揉法 5 ~ 10 min。

(2)用拇指自患侧胸锁乳突肌起点至止点做边推边揉的推揉法 3 min。

(3)医者一手扶住患侧肩部,另一手扶住患儿头顶,使患儿头部逐渐向健侧肩部倾斜,逐渐拉长患侧胸锁乳突肌,反复操作数次。

(4)双手托住患儿头部向患侧转动,反复操作数次。

(5)拨揉患侧头部筋结:翳风结、高骨结、风池结、肩井结,各 0.5 min。

4. 方义 推揉及拿捏患侧胸锁乳突肌,并拨揉相关筋结,能舒筋活血,改善局部血液供给,缓解肌肉痉挛,促使肿物消散;伸展牵拉患侧胸锁乳突肌,能改善和恢复颈部活动功能。

【注意事项】

1. 本病早期诊断、早期治疗,效果较好。

2. 家属可经常使患儿患侧胸锁乳突肌做被动牵拉伸展,或在日常生活中采用与头面畸形相反方向的动作加以矫正,如喂奶、使用睡眠的枕垫或用玩具吸引患儿的注意力等,都可用于纠正姿势。

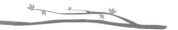

第十五节　近视

近视是一种视觉障碍,主要表现为观察近处物体时视力正常或较好,而观察远处物体时则出现模糊不清的现象。平行光线经眼球屈光系统后聚焦在视网膜之前导致的视物模糊,是屈光不正的一种,其形成的原因目前尚未明确,但常与遗传因素、不良的用眼习惯等原因有关。在中医理论中,它被称作"能近怯远症",而高度近视则被称为"近觑"。

【病因病机】　近视的形成与眼球结构和感光系统的功能紧密相连。它的发病机制复杂多样,可能由以下几个主要因素导致。

1. 遗传因素　少数情况下,高度近视可能从父母那里遗传而来。

2. 发育异常　在眼球的生长发育过程中,如果出现异常,如眼球前后轴过长,可能导致平行光线的焦点落在视网膜前方,从而引发轴性近视。

3. 脏腑功能失调　中医观点认为,肝肾精血亏损、心脾功能不足及肺气虚弱都可能导致眼部营养不足,进而发展为近视。

4. 用眼不当　长时间用眼、照明条件不良、读写姿势不正确等,都可能导致睫状肌痉挛,进而造成调节性近视。

【临床表现】　近视患者的典型表现包括远处视力明显下降,而近处视力保持正常,或视力表检查低于1.0(5.0对数视力表),并用凹透镜能加以矫正。近视的诊断主要依据视力测试和临床表现。如果近视力正常而远视力显著减弱,且通过凹透镜能够矫正视力,则可确诊为近视。辅助检查如视力检查和检眼镜检查有助于确定近视的程度和类型。根据屈光度的不同,近视可分为轻度(3个屈光度以下)、中度(3~6个屈光度)和高度(6个屈光度以上)。同时,需要鉴别真性近视、假性近视及病理性近视,以确保准确诊断和治疗。

【治疗】

1. 治疗原则　疏经通络,调和气血,温补阳气。

2. 基本手法　拨、点、拿法。

3. 操作方法

(1)用面部拨筋棒在眼周各个筋结处拨揉5~10 min。

(2)用指拨法拨揉翳风结、高骨结、风池结、肩井结各0.5 min,拿肩井0.5 min。

(3)用肘拨法或指拨法在患儿的背部肝胆结、胃结、脾结、肠道结处进行拨揉操作,每处筋结各拨揉1 min左右。

(4)掐揉患儿双侧肾纹穴,点按双侧光明穴。

4. 其他辅助疗法

(1)温灸或温敷:眼周筋结处可在推拿前后使用眼部灸具温灸或热敷器具温敷;其他

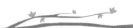

的筋结处可在推拿后使用热敷器具进行温敷,亦可涂抹发热按摩膏,或贴敷发热姜贴。

(2)食疗:阳气虚弱者平日常饮姜汤;气血亏虚者可在饮服姜汤的同时配合服用少许十全大补丸,或常饮服明目汤(以胡萝卜、山药、生姜、枸杞子、香菇、茯苓为食材熬煮而成)。

(3)耳穴贴压:使用王不留行籽耳贴取眼、屏间前和屏间后(也可称为目1、目2)、肝、脾、肾、皮质下、内分泌等耳部反射区进行贴压。

【注意事项】

1.黄氏筋结推拿治疗本病疗效确切,不仅可以治疗假性近视,对真性近视也有一定疗效。

2.推拿治疗的近视,一般是轻度或中度的近视,多发生于中、小学生,指由于用眼不当,眼肌过度紧张,肌肉收缩,晶状体变凸,眼调节功能失常而致的近视。

3.本法不仅用于治疗近视,还可用于视疲劳等眼部疾患的预防保健。

4.儿童平时要注重保持正确的坐姿,改变不良的用眼习惯。平时要多参加一些户外运动和活动。改变不良的饮食结构,尤其是少食甜品和寒凉性质的食物。

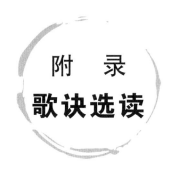

附 录
歌诀选读

附录一　幼科总括

保婴赋

人禀天地.全而最灵.原无夭札.善养则存.始生为幼.三四为小.七龆八龀.九童十稚.惊痫疳癖.伤食中寒.汤剂为难.推拿较易.以其手足.联系脏腑.内应外通.察识详备.男左女右.为主看之.先辨形色.次观虚实.认定标本.手法祛之.寒热温凉.取效指掌.四十余穴.有阴有阳.十三手法.至微至妙.审症欲明.认穴欲确.百治百灵.万不失一.

调护歌

养子须调护.看承莫纵弛.乳多终损胃.食壅即伤脾.
衾厚非为益.衣单正所宜.无风频见日.寒暑顺天时.

保生歌

要得小儿安.常带饥与寒.肉多必滞气.生冷定成疳.
胎前防辛热.乳后忌风参.保养常如法.灾病自无干.

小儿无患歌

孩童常体貌.情志自殊染.鼻内干无涕.喉中绝没涎.
头如青黛染.唇似点朱鲜.脸方花映竹.颊绽水浮莲.
喜引方才笑.非时手不掀.纵哭无多哭.虽眠未久眠.
意同波浪静.性若镜中天.此候俱安吉.何愁疾病缠.

变蒸论

小儿有变蒸热症.变蒸者.所以变化脏腑.坚强骨脉.是阴阳正气.阳气行于旦.交人物之情性.阴气行于夜.变人物之形体.故小儿自初生至四岁八岁.三十二日一变蒸.而肾

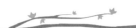

气足.八八六十四日再变蒸.则膀胱气足.以后每增四八则一蒸.使五腑气俱足.到三百二十日.凡十蒸变.则诸脏气足.小蒸既毕.然后大蒸.又积至二百零六日.大蒸三遍毕.然后出蒸.是一岁零七个月.大小蒸俱毕.或一日二日发热.此不可推.痘疹亦然.推则拂乱其气.反受其伤.故下手要观五色.辨音.细问.切脉.察病数件.庶不有误也.(上唇尖有米粒又黄泡者即是.)

察儿病症秘旨

小儿之疾.大半胎毒.小半食伤.外感风寒之症.什一而已.儿在胎中.母饥亦饥.母饱亦饱.辛辣适口.胎热即随.情欲动中.胎息即噪.专食煎炒.恣味辛酸.喜怒不常.皆能令子受患.母若胎前不能谨节.产后不能调养.惟务姑息.不能防微杜渐.未满百日.遽与咸酸之味.未及周岁.辄与肥甘之物.则百疾由是而生焉.小儿脾胃.本自娇嫩.易于损伤.乳食伤胃.则为呕吐.乳食伤脾.则为泄泻.吐泻既久.则成慢惊.乳食停积.则生湿痰.痰则生火.痰火交作.则为急惊.或成喉痹.痰火结滞.则成吊痛.或为喘嗽.胎热胎寒.禀受有病.脐风撮口者.胎元有毒也.鹅口.口疮.胃有湿热也.重口木舌.脾经有实火也.走马牙疳.气虚湿热也.爱吃泥土.脾脏心生疳热也.胎惊夜啼.邪火入心也.变蒸发热者.毒散而五脏生也.丹毒者.火行于外也.蕴热者.火积于中而外邪乘也.睡惊者.内火动也.喉痹者.热甚也.眼痛者.火动也.脓耳者.肾气上冲也.鼻塞者.因冒风寒也.头疮者.胎毒热攻也.脐风者.中痰中湿也.尾骨痛者.阴虚痰也.诸虫痛者.胃气伤也.阴肿痛者.寒所郁也.盘肠气痛者.冷滞脾胃也.便血者.热传心肺也.淋者.热郁膀胱也.吐血生肿者.荣卫气逆也.小便不通者.无阴有阳也.大便不通者.无虚有实也.解颅鹤节者.胎元不全也.行迟发迟者.血气不完也.鸡胸者.肺热满胸也.龟背者.风邪入脊也.语迟者.邪乘心也.齿迟者.肾不足也.疟疾者.膈上痰结也.痢疾者.食积腹中也.咳嗽者.肺气伤也.喘气者.痰气盛也.心痛者.虫所啮也.腹痛食所伤也.内伤发热.口苦舌干也.外感发热.鼻塞声重也.腹胀者.脾胃虚弱也.水肿.水旺土亏也.疸黄者.脾胃虚而有湿热也.故调理脾胃.医中之王道也.节戒饮食.却病之良方.惊疳积热.小儿之常病也.恒居时.常观其脾.微有青黑.即推数百.去其青黑之气.再加补脾手法.可保小儿常安.此为要着.不可忽也.然推脾必要补.泄而不补.则脾愈弱.擦龟尾亦要补.如不补.则泄不止.脾上用功.手法之要务也.痢痞痰疳.小儿之重症也.医家慎之.(病源论得精细入手者所宜留心.)

附录二　幼科诊断及危重证候辨析

一、总括

病源论(望闻问切)

儿有大小之不同.病有浅深之不一.形声色脉之殊.望闻问切之间.若能详究于斯.可

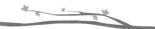

谓神圣工巧者矣.盖望者.鉴望辨其色也.假如面部.左腮属肝.右腮属肺.额属心.鼻属脾.颏属肾脏.肝病面青.肺病面白.心病面赤.脾病面黄.肾病面黑.是乃望而知之也.闻者.听声知其症也.假如肝病声悲.肺病声促.心病声雄.脾病声慢.肾病声沉.属于脏.大肠病声长.小肠病声短.胃病声速.胆病声清.膀胱病声微.属于腑.是乃闻而知之也.问者.究其病源也.好食酸肝病.好食辛肺病.好食苦心病.好食甘脾病.好食咸肾病.好食热内寒.好食凉内热.是乃问而知之也.切者.切脉察病也.三周以下儿有病.男左女右看三关.卯是气关.寅是风关.辰是命关医难治.虎口有筋往上接.看之须要分五色.红黄安乐五脏和.青紫定是受风吓.是乃切而知之也.此其大略也.

二、望诊

三关部位歌

初起风关证未央,气关纹现急须防.乍临命位诚危急,射甲通关病势彰.

看示指定症诀(附)

虎口有三关.紫热红伤寒.青惊白是疳.黑即人中恶.黄者是脾端.三关者即风气命三关也.

辨指筋纹秘诀歌

小儿三关示指.男左女右先详.初风中气命三关.风关惊起小恙.侵气病可进退.命关逆候多亡.生又珠点透三关.薨里歌声恼唱.三关筋色纯黑.死期不日可伤.弓反里外更难当.恶候筋纹此样.示指筋纹五色.红寒紫热须详.伤食青紫气虚烦.青黑逆多惆怅.小儿指纹青色.多因胎气不全.深青夜卧不安然.腹病微青必见.黑气盘肠内吊.牵抽发搐连绵.黄兼面白泻来缠.紫色伤风不免.指筋若有红色.惊入脾窍分明.红微不痢腹中寒.吐泻脾虚食禁.三关深红筋见.身强发热常惊.纹弓余食膈中停.面黄脾经积病.三关纹生紫色.胎惊热毒熏蒸.惊时啼哭又呻吟.多因紫青筋甚.微紫筋因伤热.弓纹吐泻频频.紫青黑色常悬针.曲指风热为病.了悬针.主水泻.水川字.主痰涎轻症.

视法

潜曰.医家看病.望闻问切.有此四法.然必以望为先.故推拿小儿.亦先有视法.

视初生

小儿初生.五官宜赤.耳目口鼻天庭.五官也.初生气血满足.其色纯赤.故曰赤子.若一门山根.二门印堂.三门发际.有白气多夭.坎上坎下有黑气.是气血不足.见于口唇上下.亦主夭.惟鼻梁上有骨筋.直上大天心.为补骨插天.寿而且贵.主一世无惊痫.

视周岁

正口常红无疾.白虚黑危.人中黑腹痛有虫.点点黑吐痢.山根紫伤乳食.青多病.印堂黄白吉.青红惊.额青惊红热.眉红夜啼烦躁.两眼黑睛黄伤寒.白睛黄伤食.

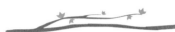

五视法

一视两目.目乃五脏精华所聚.遍身神气所种.最宜晴珠黑光满轮.精神明爽.长寿之相也.虽有疾病.亦易痊愈.若白珠多.黑珠昏.或黄或小.此父母先天之气薄弱.禀受既亏.自多灾患.

二视囟门.此禀父精母血而成.充实逼仄.其儿必寿.若虚软不坚.多生疾病.至囟门不合.名曰解颅.黑陷者必死.不必治.

三视形貌.凡口小鼻蜗.眉心促皱.皮肤涩滞.虽不夭而多病.若口大鼻端.眉清目秀.部位相等.福寿之基也.

四视毛发.毛发受母血而实.故名血余.母血充实.儿发明色黑光润.母血虚弱.儿发黄枯.定生疳瘠之患.

五视耳门.小丁框双尖者主寿.单尖者必夭.若初生时.外视单尖.内按有双骨.随后长起.亦自不妨.总之双尖框者.容或不寿.至单尖必不能长大.医家视此.决定存亡.

面部察色秘旨

青主肝.红主心.白主肺.黑主肾.黄主脾.青兼红.是肝与心之疾.面色青者痰也.红者热也.白者寒也.黑者肾败.黄者脾气伤也.热主心有火.哭主肝有风.笑主脾有痰.啼主肺有伤.冷主胃有湿.睡主肾有亏.歌曰.面色黄疳疾.青黑是惊风.吐泻面黄白.伤寒定紫红.痢疾眉头皱.惊风两颊红.渴来唇带赤.热甚眼朦胧.

观面部形色五脏秘旨

心经有冷目无光.面赤须言热病当.赤见山根惊四足.疾成虚肿起阴阳.

解曰.太阳黑.目无光彩.此心经冷也.两颊赤色.乃心经热也.山根赤色.心经受风.下准头主恶邪.又若三阴三阳虚肿.心有痰也.

肝经有冷面微青.有热眉泡赤又临.发际白兮惊便入.食仓黄是积深沉.

解曰.面青为肝经受冷.主发热惊风.眉上肿有赤纹.此是肝经有热.若发际并印堂略白.此乃肝惊也.腮上有黄色.主肝有痰.

脾冷因知面色黄.三阳有白热为殃.青居发际主惊候.唇口皆黄食疾伤.

解曰.面黄印堂反白者.此脾冷也.三阳上有白色者.乃脾热也.发际及印堂色青者.此脾惊也.上下唇黄.乃脾经受病也.

肺寒面白冷为由.热赤人中及嘴头.青在山根惊要起.热居发际痰为仇.

解曰.白色在面皮.及人中青者.肺受冷也.若人中嘴头有赤色.此乃肺有热也.山根有青色.肺受惊也.发际有赤色.内有痰也.

面黑当知肾脏寒.食仓红是热须看.风门黄色为惊入.两目微沉痰所干.

解曰.面有黑色.肾受寒也.食仓红.肾受热也.风门有黄色.肾有惊也.两目微沉.痰在肾也.

认色歌

眼内赤者心实热.淡红色者虚之说.

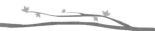

青者肝热浅淡虚.黄者脾热无他说.

目无精光肾虚诀.

儿子人中青.多因果子生.

色若人中紫.果食积为癖.

人中现黄色.宿乳蓄胃成.

龙角青筋起.皆因四足惊.

若然虎角黑.水扑是其形.

赤色印堂上.其惊必是人.

眉间赤黑紫.急救莫沉吟.

红赤眉毛下.分明死不声.

面部五位歌

面上之症额为心.鼻为脾土是其真.

左腮为肝右为肺.承浆属肾居下唇.

命门部位歌

中庭与天庭.司空及印堂.额角方广处.有病定存亡.

青黑惊风恶.体和润泽光.不可陷兼损.唇黑最难当.

青甚须忧急.昏暗亦堪伤.此是命门地.医师妙较量.

面眼青肝病.赤心、黄脾、白肺、黑肾病也.

面色图歌

额印堂、山根:

额红大热燥.青色有肝风.

印堂青色见.人惊火则红.

山根青隐隐.惊遭是两重.

若还斯处赤.泻燥定相攻.

年寿:

年上微黄为正色.若平更陷天难禁.

急因痢疾黑危候.霍乱吐泻黄色深.

鼻准、人中:

鼻准微黄赤白平.深黄燥黑死难生.

人中短缩吐因病.唇口黑候蛔必倾.

正口:

正口常红号白平.燥于脾热积黄生.

白主失血黑绕口.青黄惊风尽死形.

承浆、两眉:

承浆青色食时惊.黄多吐逆痢红形.

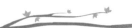

烦躁夜啼青色吉.久病眉红死症真.
两眼:
白睛赤色有肝风.若是黄时有积攻.
或见黑睛黄色现.伤寒病症此其踪.
风池、气池、两颐:
风气二池黄吐逆.躁烦啼叫色鲜红.
更有两颐胚样赤.肺家客热此非空.
两太阳:
太阳青色惊方始.红色赤淋萌蘗起.
要知死症死何知.青色从兹生入身.
两脸:
两脸黄为痰色咽.青色客忤红风热.
伤寒赤色红主淋.二色请详分两颊.
两颐、金匮、风门:
吐虫青色滞颐黄.一色颐间两自详.
风门黑疝青惊水.纹青金匮主惊狂.
辨小儿五色受病症:
面黄青者.痛也.色红者.热也.色黄者.脾气弱也.色白者.寒也.色黑者.肾气败也.
哭者.病在肝也.汗者主心.哭者主脾而多痰.啼者主肺有风.唾者主肾有亏.

察色验病生死诀

面上紫.心气绝.五日死.面赤目陷.肝气绝.三日死.面黄四肢重.脾气绝.九日死.面白鼻入奇论.肺气绝.三日死.胸如黄熟豆.骨气绝.一日死.面黑耳黄.呻吟.肾气绝.四日死.口张唇青.毛枯.肺绝.五日死.大凡病儿足跗肿.身重.大小便不禁.目无转睛.皆死.若病将愈者.面黄目黄.有生意.

汤氏歌

山根若见脉横青.此病明知两度惊.
赤黑因疲时吐泻.色红啼夜不曾停.
青脉生于左太阳.须惊一度见推详.
赤是伤寒微燥热.黑青知是乳多伤.
右边赤脉不须多.有则频惊怎奈何?
红赤为风抽眼目.黑沉三日见阎罗.
指甲青兼黑暗多.唇青恶逆病将瘥.
忽惊鸦声心气急.此病端的命难过.
蛔虫出口有三般.口鼻中来大不堪.
如或白虫兼黑色.此病端的命难延.
四肢疮痛不为详.下气冲心兼滑肠.

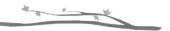

气喘汗流身不热．手拿胸膈定遭殃．

三、闻诊

审音论

凡小儿声音．大而响亮者．乃五脏六腑充盈．儿必易长成人．如生来不曾大声啼哭．此必有一脏阴窍未通．神气未足．或声如啾唧咿唔之状．儿必不寿．故望之后．又必闻辨之．诗云．要知儿病生与死．总观面色并审音．唇青耳黑儿难救．哭声不响赴阴君．

辨小儿声音秘旨

五音以应五脏．金主声响．土主声浊．木主声长．水主声清．火主声燥．

闻声察病歌

心主声从肺出．肺绝啼哭无声．多啼肝胆客风惊．气缓神疲搐盛．音哑邪热侮肺．声清毒火无侵．痛声直来泪不淋．鸦声黄泉有分．轻声儿气必弱．重浊惟痛与风．狂声高喊热在中．声战寒气已重．声急连连不绝．多泪必是神惊．声带闷塞痰在心．喘气喧难顺行．肝病声悲肺促．脾慢心病声雄．小肠声短大不同．大肠声长较纵．肾病声沉胃速．胆清膀胱声微．重浊沉静疳积亏．聆音病知源委．伤风必多喷嚏．呵欠倦怠神伤．撮口鸦声气急扬．蹼跌受喝惊张．

四、探诊和切诊

观形察色审病歌

观形察色辨因由．阴弱阳强发碍柔．若是伤寒双足冷．要知有热肚皮求．鼻冷便知是疹痘．耳凉知是风热投．浑身皆热伤风症．下冷上热食伤仇．

五指定症歌

五指梢头冷．惊来不可当．若逢中指热．必定是伤寒．中指独自冷．疹痘症相传．男女分左右．分明仔细看．

手探冷热定症诀

儿心若热跳．定然是着惊．热而不跳者．可知是风伤．虽冷又翻眼．应看是水惊．

切脉察病歌

三周以下儿有病．男左女右看三关．寅是风关卯是气．辰是命关医难治．虎口有筋往上接．看之须要分五色．红黄安乐五脏和．青紫定其受惊吓．入掌生枝恐不详．（若筋冲三关、又分个枝、其症十死一生、惟久咳不在此论．）筋透三关命必亡．初关乍入推宜早．次节相侵亦可防．筋赤定然因膈食．筋青端的水风伤．筋连大指阴症候．（阴者、寒深入也、花生寅卯位、主虫、又主脏败、凶．）筋若生花主不祥．

筋带悬针主吐泻．筋纹向外命难当．四肢瘫软腹膨胀．吐乳却因乳食伤．丫鱼刺、伤风

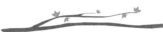

向外者.冲过命关.向大肠倒去.

脉法歌

小儿六岁须凭脉.一指三关定数息.迟冷数热古今传.浮风沉积当先识.左手人迎主外邪.右手气口主内疾.外邪风寒暑湿侵.内症乳食痰兼积.洪紧无汗是伤寒.浮缓伤风有汗液.浮而洪大风热甚.沉而细滑积乳食.沉医腹中痛不休.沉弦喉内作喘急.紧促之时疹痘生.紧数之时惊风疾.虚软慢惊作螈.紧盛风痫发搐掣.软而细者为疳虫.牢而实者必便结.滑主痰壅食所伤.芤脉必主于失血.虚而有气为之惊.弦急客忤君须识.大小不匀为恶候.三至为脱二至卒.五至为虚四至损.六至平和日无疾.七至八至病尤轻.九至十至病势急.十一二死无疑.此诀万中无一失.

凡小儿三岁以上.用一指按寸关尺三部.常以六七至为平脉.添则为热.减则为寒.浮洪风盛.数则多惊.沉滞为虚.沉实为积.

五、危重证候

坏症十五候

眼生赤脉贯瞳人.(瞳人属肾、肾有两筋自背脊直至脑门、贯其二睛、心与肾交、水火相济、若水火两绝、赤脉贯矣.)

向上直视不转睛.(向上直视不动、肾腑俱绝.)

手足不收毛发竖.(胃主肌肤四肢、胃绝、则毛发竖、手足不能收管.)

囟门肿起又作坑.(心主血、心绝、血不上行.)

天柱骨痿头偃后.(心绝、不治之症.)

切牙出舌语不明.(舌乃心之外应、心绝、血不流行、虚舌退场门或舌短不语.)

齿或咬人肾脉绝.(肾为骨之主、齿乃骨之余、绝则齿痒、切牙或咬人、肾绝心亦绝.)

鼻孔干燥黑来侵.(鼻乃肺之外应、燥黑则肺绝.)

鱼口气粗啼不得.(肺为气主、肺绝、则气出不返或气急难啼、鱼口、一张一闭.)

大肠脉绝忽鸦声.(忽作鸦声、则大肠绝矣、鸦声、变声不止.)

两手抱头目无彩.(肝藏血、目乃肝之外应、血脉不荫、则指甲青黑、及目无光彩、筋缩、则两手抱头、肝绝.)

指甲黑色又伤青.喉中拽锯口吐沫.(凡有涎退场门鼻.)

风疾闭窍面黑形.(五孔干燥、不治之症、是风痰窍塞关窍、血脉不行、不纳汤药、面色青黑.)

心寒脉绝令肺胀.饮水直下胃无存.(肺胃俱绝、饮水不歇、直下大肠中去、必死之症.)

痢如死鸭鹅之血.(心绝.)

臭秽血水糟汤临.(脏腑俱败.)

四肢汗出如油出.(荣卫俱绝、阴阳杂、津液散于四肢、如胶粘者、不治.)

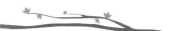

手足掷摇那得生.(心绝.)

面黑唇缩不盖齿.(脾绝.)

蛔虫退场门死形真.(脾绝.)

五脏气脱凶死诀

摇头直视心气脱.青共唇腮肝气脱.雨汗大喘肺气脱.唇缩脐番脾气脱.瞑目遗溺肾气脱.

附录三　手法补泻

分补泄左右细详秘旨歌

补泄分明寒与热.左转补兮右转泄.男女不同上下推.子前午后要分别.寒者温之热者凉.虚者补之实者泄.手足温和顺可言.冷厥四肢凶莫测.十二经中看病源.穴真去病汤浇雪.

又补泄辨

补者.往指根里推也.如推脾土.须屈小儿大指.从指之外边.侧推到板门.此为补.伸儿指者非也.泄者.向指根往外推也.推脾不宜.惟推肝肾肺以泄火.如此.

补泄抑法

子后火盛者.是阳火宜泄之.午后火盛者.是阴火宜补之.先热后寒者.是阴干阳.先泄后补.先寒后热.是阳干阴.先补后泄.日间病重者.宜抑阳.夜间病重者.宜抑阴.

附录四　手法总括

按穴却病手法论

潜曰.仙女传救婴儿妙法.实谙先天机微.左旋右揉.推拿掐运.诸穴手法.至妙至精.苟缺一穴.而众穴不灵.稍少一法.而妙法不真.医家必深思其义蕴.而详究其指归.乃为有济.然法虽有定.变通在人.标本先后轻重多寡之间.用手法而不泥乎法.神乎法而不离乎法.神而明之.存乎一心.所当竞竞致意者尔.

手法秘旨

凡观小儿病症.男观左手右脚.女观右手左脚.必察何经络.得其症候.方知道推某筋.掐某处.久揉验.总要先观儿虚实.而手法推之数目.即一定之.一岁三百.不可拘也.

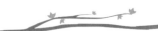

（此二句所谓用法而不泥乎法也、可证诸家某穴推若千数之谬.）又要审定主穴.某病症.以某穴为主.则众手该用者在前.而此主穴在后.多用工夫.从其重也.盖穴有君臣.推有缓急.用数穴中有一穴为主者.而一穴君也.众穴臣也.相为表里而相济者也.故赤子之病.有一视而愈者.亦有推数穴而不愈者.是不明于察形辨症之主穴也.有一穴而治数病者.有数穴而治一病者.有一手而拿两穴者.有两手而拿一穴者.有病轻而推数穴不愈者.有重病而推一二穴即愈者.总待人神明其源而精乎其极也.故云病轻一时松.病重费日功.若平日有惯者.病推毕后.必用总收手法.其病方永永不犯.用手法者慎思之.

用汤时宜秘旨歌

春夏汤宜薄荷.秋冬又用木香.

咳嗽痰吼加葱姜.麝尤通窍为良.

加油少许皮润.四六分做留余.

试病加减不难知.如此见功尤易.

四季俱用葱姜煎汤.加以油麝少许推之.

附录五 特定穴临症发挥

各穴用法总歌（须熟读细玩）

心经一掐外劳宫.三关之上慢从容.

汗若不来揉二扇.黄蜂入洞有奇功.

肝经有病人多痹.推补脾土病即除.

八卦大肠应有用.飞金走气也相随.

咳嗽痰涎呕吐时.一掐清肺次掐离.

离宫推至乾宫止.二头重实中轻虚.

饮食不进补脾土.人事瘦弱可为之.

屈为补兮直为泻.妙中之妙有玄机.

小水赤黄亦可清.但推肾水掐横纹.

短少之时宜用补.赤热清之得安宁.

大肠有病泄泻多.侧推大肠久按摩.

分理阴阳皆顺息.补脾方得远沉疴.

小肠有病气来攻.横纹板门推可通.

用心记取精灵穴.管叫却病快如风.

命门有病元气亏.脾土大肠八卦为.

侧推三关真火足.天门（肔）肘免灾危.

三焦有病生寒热.天河六腑神仙诀.

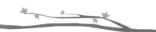

能知取水解炎蒸．分别阴阳掐指节．
膀胱有病作淋疴．补水八卦运天河．
胆经有病口作苦．重推脾土莫蹉跎．
肾经有病小便涩．推动肾水即清澈．
肾脉经传小指尖．依方推掐无差忒．
胃经有病食不消．脾土大肠八卦调．
胃口凉时心作哕．板门温热始为高．
心经有热发迷痴．天河水过作洪池．
心若有病补上膈．三关离火莫推迟．
肝经有病人闭目．推动脾土效既速．
脾若热时食不进．再加六腑病除速．

手法治病歌

水底明月最为凉．清心止热此为强．
飞金走气能行气．赤凤摇头助气良．
黄蜂入洞最为热．阴症白痢并水泻．
发汗不出后用之．顿教孔窍皆通泄．
大肠侧推到虎口．止吐止泻断根源．
疟痢羸瘦并水泻．心胸痞满也能痊．
掐肺经络节与离．推离往干中要轻．
冒风咳嗽并吐逆．此筋推掐抵千金．
肾水一纹是后溪．推下为补上为清．
小便闭塞清之妙．肾经虚损补为能．
六腑专治脏腑热．遍身潮热大便结．
人事昏沉总可推．去火浑如汤泼雪．
总筋天河皆除热．口中热气并刮舌．
心惊积热火眼攻．推之即好真妙诀．
五经运通脏腑塞．八卦开通化痰逆．
胸膈痞满最为先．不是知音莫与泄．
四横纹和上下气．吼气肚痛掐可止．
二人上马清补肾．小肠诸病俱能理．
阴阳能除寒与热．二便不通并水泻．
诸病医家先下手．带绕天心坎水诀．
人事昏迷痢疾攻．疾忙急救要口诀．
天门双掐到虎口．抖肘重揉又生血．
一掐五指节与离．有风被喝要须知．
小天心能生肾水．肾水虚少推莫迟．

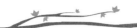

板门专治气促攻.扇门发热汗宜通.

一窝风能治肚痛.阳池穴上治头疼.

外牢治泻亦可用.拿此又可止头疼.

精宁穴能医吼气.威灵促死能回生.

推拿小儿总诀歌

推拿小儿如何说.只在三关用手诀.掐在心经与劳宫.热汗立至何愁雪.

不然重掐二扇门.大汗如雨便休歇.若治痢疾并水泻.重推大肠经一节.

侧推虎口见工夫.再推阴阳分寒热.若问男女咳嗽诀.多推肺经是法则.

八卦离起到乾宫.中间宜手轻些些.凡运八卦开胸膈.四横纹掐和气血.

五脏六腑气候闭.运动五经开其塞.饮食不进儿着吓.推展脾土就吃得.

饮食若进人事瘦.曲指补脾何须歇.直指推之便为清.曲指推之为补诀.

小儿若作风火吓.多推五指指之节.大便闭塞久不通.盖因六腑有积热.

小横肚角要施工.更掐肾水下一节.口出臭气心经热.只要天河水清彻.

上入洪池下入掌.万病之中都去得.若是遍身不退热.外牢宫上多揉些.

不问大热与小炎.更有水底捞明月.天门虎口(肫)肘诀.重揉顺气又生血.

黄蜂入洞医阴病.冷气冷痰俱治得.阳池穴掐心头痛.一窝风掐肚痛绝.

威灵总心救暴亡.精宁穴治打逆噎.男女眼若往上翻.重掐小天心一穴.

二人上马补肾经.治得下来就醒些.男左女右三关推.上热退下冷如铁.

寒者温之热者清.虚者补之实者泄.仙人留下救儿诀.后学殷勤谨慎些.

三关六腑秘旨歌

小儿元气胜三关.推展三关真火然.真火熏蒸来五脏.小儿百脉皆和畅.元气既足邪气退.热极不退六腑推.若非极热退愈寒.不如不退较为安.六腑愈寒疾愈盛.水火相交方吉庆.解曰.推三关取热.退六腑取凉.犹医家大寒大热之剂.若非大寒大热.必二法交用.取水火相济之义也.

取温凉汗吐泻秘旨

凡身热重者.但捞明月.或揉涌泉.引热下行.或揉脐及鸠尾.方用芽茶嚼烂.贴内间史穴上.又方用靛搽手足四心.又用水粉乳.调搽太阳四心.即热退矣.

凡身凉重者.揉外牢宫.推天门穴.揉二扇门.推三关.揉阳位.方用蕲艾揉细.火烘敷脐.立热.

凡要取汗.推三关.揉二扇门.黄蜂入洞为妙.

凡要止汗者.退六腑.补肺经.如不止.方用浮小麦煎汤灌之.立效.至无疾自汗.乃小儿常事.不可过疑.

凡取吐泄者.外牢推至大陵位.取吐方知为第一.大陵反转至牢宫.泄下心火无止息.左转三来右一摩.此是神仙真妙诀.

凡止吐泄者.呕吐乳食真可怜.板门来至横纹中.横纹若转板门去.吐泄童子得平安.

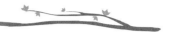

其间口诀无多记.往者俱重过者轻.

此合上外牢二法.俱圆推.男左转.女右转.去重回轻.此一节须详究.

推五脏虚实病源治法歌

心实叫哭兼发热.饮水惊搐唇破裂.天河六腑并阴阳.飞金水底捞明月.虚则困卧睡不安.补脾便是神仙诀.左转心经与牢宫.再分阴阳三五百.肝实顿闷并呵欠.目直项急叫多惊.右转心经推六腑.天河明月两相亲.虚则切牙迷多欠.补肾三关掐大陵.揉按中指单展翘.再把阴阳着力分.脾实困睡频频饮.身中有热觉沉沉.推脾推肺推六腑.运水入土并天河.虚则有伤多吐泻.左转心经热气腾.赤凤摇头并运卦.阴阳外间便宜多.肺实闷乱兼喘促.或饮不饮或啼哭.泄肺阴阳六腑河.八卦飞金与合骨.虚则气短喘必多.嗳气长出气来速.补脾运卦分阴阳.离轻干重三百足.肾主瞳人目畏明.又无光彩少精神.解颅死症头下窜.白精多过黑瞳晴.面皮苍白宜推肺.肾脾兼补要均停.重耳中诸揉百次.尿黄清肾却通淋.

手法同异多寡宜忌辨明秘旨歌

小儿周身穴道.推拿左右相同.三关六腑要通融.上下男女变通.（男左手、女右手、男从左手外往里推为补、从里往外推为清、推女相反、在右手.）

脾土男左为补.女补右转为功.阴阳各别见天工.除此俱该同用.急惊推拿宜泄.痰火一时相攻.自内而外莫从容.攻去痰火有用.慢惊推拿须补.自外而内相从.一切补泄法皆同.男女关腑异弄.法虽一定不易.变通总在人心.本缓标急重与轻.虚实参乎病症.初生轻指点穴.二三用力方凭.五七十岁推渐深.医家次第神明.一岁定须三百.二周六百何疑.月家赤子轻为之.寒火多寡再议.年逾二八长大.推拿费力支持.七日十日病方离.虚诳医家谁治.禁用三关手法.足热二便难通.渴甚腮赤眼珠红.脉数气喘舌弄.忌用六腑手法.泄青面㿠白容.脉微吐呕腹膨空.足冷眼青休用.小儿可下病症.（下者六腑也.）实热面赤眼红.腹膨胁满积难通.浮肿两腮疼痛.小便赤黄壮热.气喘食积宜攻.遍身疮疥血淋漓.腹硬肚痛合用.不可下有数症.囟陷肢冷无神.不时自汗泄频频.气虚干呕难忍.面白食不消化.虚疾潮热肠鸣.毛焦神困脉微沉.烦躁鼻塞咳甚.

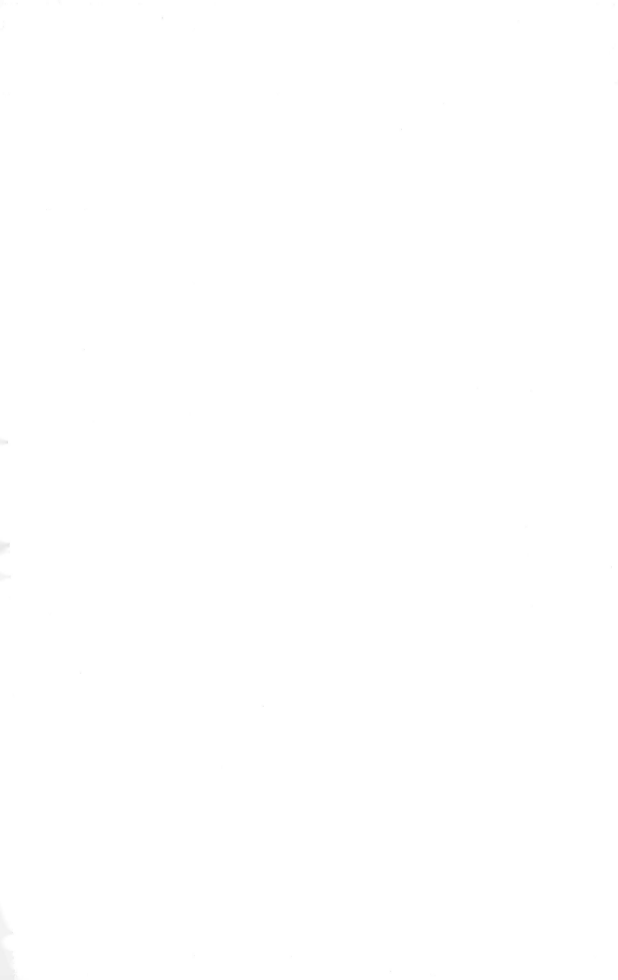